家庭育儿教育

么 娜 王丽萍 著

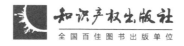

知识产权出版社

全国百佳图书出版单位

图书在版编目（CIP）数据

家庭育儿教育/么娜，王丽萍著. —北京：知识产权出版社，2014.6
ISBN 978 – 7 – 5130 – 2785 – 4

Ⅰ.①家… Ⅱ.①么…②王… Ⅲ.①婴幼儿—哺育 Ⅳ.①R174

中国版本图书馆 CIP 数据核字（2014）第 127276 号

内容提要

本书本着思想性、科学性、系统性、实用性、时代性的原则，在编写过程中参考了大量国内外教育学、心理学、护理学、生理解剖学等相关资料，力求做到知识全面前瞻性强，并结合当前学前教育专业学生实际情况，做到内容通俗易懂，便于理解和应用。本书介绍了很多关于优生、新生儿护理、婴幼儿生理卫生和心理卫生等内容知识，它会帮助您了解更多的 0~6 岁的育儿保健知识，便于托幼机构对幼小儿童的教育教养。

责任编辑：唐学贵　　　　　　　　　责任出版：谷　洋
执行编辑：于晓菲

家庭育儿教育

JIATING YUER JIAOYU

么　娜　王丽萍　著

出版发行：	知识产权出版社 有限责任公司	网　址：	http：//www.ipph.cn
			http：//www.laichushu.com
电　话：	010 – 82004826		
社　址：	北京市海淀区马甸南村 1 号	邮　编：	100088
责编电话：	010 – 82000860 转 8363	责编邮箱：	yuxiaofei@ cnipr.com
发行电话：	010 – 82000860 转 8101/8029	发行传真：	010 – 82000893/82003279
印　刷：	北京中献拓方科技发展有限公司	经　销：	各大网上书店、新华书店及相关专业书店
开　本：	787mm×1092mm　1/16	印　张：	13.5
版　次：	2014 年 7 月第 1 版	印　次：	2014 年 7 月第 1 次印刷
字　数：	206 千字	定　价：	42.00 元

ISBN 978-7-5130-2785-4

序

有一个故事讲给大家听：《一个小胚胎的故事》。

你知道我是谁吗？大家叫我小胚胎。有一个关于我的故事，非常奇妙，你想听吗？我的故事，也是你的故事，是每一个人的故事。

我是妈妈生下的，你也是妈妈生下的，但是一定要有爸爸的合作才行。要有一个爸爸的精子，还要有一个妈妈的卵子。它们里面都有染色体，使我长得有点儿像爸爸，又有点儿像妈妈。

有一天，爸爸的精子终于找到了妈妈的卵子。不久，它们变成了一个很小的细胞球。这个小小球，就是最初的我。我这个小不点儿开始在妈妈身体里面的一条管子中旅行。不久，就落在妈妈肚子里，一个叫"子宫"的地方。妈妈送来许多营养素，使我一点点慢慢长大。

当我还是很小的时候，看起来只不过是一个小黑点。再过一个星期，我也只不过像汉堡上的一粒小芝麻而已，我的身体扁得像个盘子。再过一个星期，我比花儿的种子大不了多少。这时候，我没有头没有脑，不如一条小虫像样。再过一个星期，我像一粒白米大。告诉你一个小秘密，我有一段小尾巴了呢！你知道吗？现在我的胸部有一个小红点，她会不停地碰碰跳！

又过了一个星期，现在的我，有如一颗神奇小豌豆。又过了一个星期，我像一颗花生米。现在，我的脸又鬼又怪，我的耳朵看起来像嘴巴。如果你这时候看到我，可能会吓一大跳。又过了一个星期，我还只像一颗可口的腰果那样小。不过，我已经有了手指头和脚趾头了呢！一个礼拜又过去了，我已经像一颗蚕豆那么大。这时候的我，已经有一张"脸"，实在太棒了！又过了一个星期，我"大得"有如一颗坚硬的核果。

长呀！长呀！十个礼拜过去了，我长得像个鸡蛋那么大。

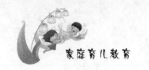
长呀！长呀！三个月过去了，我有妈妈的手掌宽。可惜，却还是比不上一个小老鼠呦！现在我开始闭目养神了！

长呀！长呀！四个月过去了，我已经有妈妈的手掌长。我会动来动去了，也喜欢吸自己的大拇指。

长呀！长呀！五个月过去了，我有妈妈的手掌张开来那样大。一本厚厚的书几乎可以当作我的床了。

长呀！长呀！六个月过去了，我几乎有爸爸的鞋子那样大喽。

长呀！长呀！七个月过去了，我有妈妈的手臂长。可是我很脆弱，就像一只温柔的小白兔。我的眼睛已经在黑暗的世界里张开，可惜却什么也看不见。

长呀！长呀！八个月过去了，我已经有妈妈的小腿长，我也可以跟小鸭比高。

长呀！长呀！九个月过去了，我有妈妈的大腿长。如果小狐狸跑来跟我比，我也不怕。

长呀！长呀！九个半月过去了，妈妈说："小宝贝，你可以出来喽！"这时，连老远亲小猕猴也赶来跟我见面！

突然，我的小手挡不住刺眼的光，一双小耳朵听到了熟悉的声音，啊！我终于来到了奇妙的世界。而我一生的故事才正要开始呢！

故事暂时到此，请您继续读这本书，我们在书中给您讲述了很多关于优生、新生儿护理、婴幼儿生理卫生和心理卫生等知识，它会帮助您了解更多的0~6岁的育儿保健知识，祝愿您和孩子都能健康、平安、快乐地度过生活中的每一天！

最后需要说明一点，由于本书涉及的范围比较广泛，难免存在一些不足之处，恳请广大读者和选用单位提出宝贵意见，惠予批评指正。

么　娜

2014 年 6 月

目　录

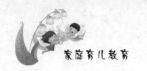

第一章　关于健康的常识

一、健康概念的演变

对于 0 ~ 6 岁的学前儿童而言，健康是第一位的。学前儿童正处于迅速生长发育的重要时期，他们虽然已经具有人体的基本结构，但是各器官、各系统尚未发育完善，解剖、生理和心理特征与成人之间存在很大的差异，对外界环境及其变化的影响更为敏感，更容易受到各种不良环境的伤害。学前儿童身心发育特征和发育规律决定了学前卫生与保育所要解决的问题以及解决问题的方法都有其自身的特点。根据这些特点，为学前儿童创造有益于他们健康生活和教育的环境，是学前教育工作者、托幼机构管理人员、学前儿童保健工作者以及家长的社会职责和义务。重视对儿童的卫生保健，不论在国内还是在国外，都有十分悠久的历史。

在古印度的摩奴法典、古希伯来人的摩西法律和其他的古代法律中都已能找到关于儿童卫生方面的条例。古代希腊，斯巴达的教育通过军事体育训练和艰苦生活的磨练，把儿童培养成刚毅果敢而不是柔弱多病的人。我国唐代的医书《千金药方》中就已有"生民之道，莫不以养小为大，若无宁小，卒不成大"的论述。然而，将教育中的卫生问题提到科学的日程，应归功于近代的一些教育家。捷克教育家夸美纽斯在《大教学论》中曾以很大的篇幅论述了儿童的身心发展和健康问题。除此之外，英国教育家洛克、法国教育家卢梭、瑞士教育家裴斯泰洛齐等人都有关于儿童健康的论述。19 世纪中叶以后，各种自然科学学科之得到了长足发展。在此基础上，以研究学龄儿童的健康问题的教育卫生学作为一门独立的学科也应运而生了。在这门学科中，若将研究对象定位为学前儿童，即可分化出学前儿童卫生与保育这一学科。

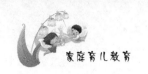
随着人们对健康观念认识的变化，人们把健康放在一个更为广阔的背景下，从更高的认识水平上去对它进行考察。这样，不仅把握了人的生物学特征，而且从作为一个完整的、受心理因素和社会因素影响的人的更为广阔的联系上去研究健康与环境之间的关系，即从生物、心理和社会因素的结合中全面地考察人的健康问题，使卫生保健的目标和方法更趋合理和完善，并取得综合的、整体的效益。这一观念的变化，影响着学前儿童卫生学的发展，使这门学科在研究的任务、内容和方法等方面发生了极大的变化，并以崭新的面目指导着学前儿童卫生保健的实践活动。通过这些说明，相信大家对"学前卫生学"这一学科及健康概念的发展历史已经有了一个大体的了解。

早在 1947 年，世界卫生组织（WHO，简称世卫组织或世卫）在其宪章中提出，健康是"身体、心理和社会适应的健全状态，而不只是没有疾病或虚弱现象。"

1989 年世界卫生组织在宣言中又把健康定义作了一次深化：健康是指躯体健康、心理健康、社会适应良好和道德健康。这一定义使健康涉及个体和群体生活的各个方面。

根据世界卫生组织对健康的定义和理解，一个真正健康的人应该符合以下十条标准，即《九十年代中国儿童发展规划纲要》十大目标：

（1）将 1990 年的婴儿死亡率和五岁以下儿童死亡率分别降低三分之一。

（2）将 1990 年的孕产妇死亡率降低一半。

（3）使 1990 年五岁以下儿童中度和重度营养不良患病率降低一半。

（4）到 2000 年，缺水地区农村饮用水（含水源型防氟改水）受益人口达到 95%。普遍提高生活污水、垃圾无害化处理率和卫生厕所普及率。

（5）在全国普及初等义务教育，在城镇以及经济比较发达的农村基本普及初中阶段义务教育。三至六岁幼儿入园（班）率达到 35%。

（6）在全国范围内基本扫除青壮年（十五至四十周岁）文盲，同时大力开展扫盲后的继续教育，提高文化和技术素质，巩固和提高扫盲成果。

（7）各省（自治区、直辖市）、各地（州、市）和 90% 的县要有一种以上儿童校外教育、文化、科技、体育、娱乐等活动场所。使 90% 儿童（十四岁以下）的家长不同程度地掌握保育、教育儿童的知识。

（8）重点支持少数民族、边疆、贫困地区儿童工作的发展。

（9）大幅度减少残疾儿童出生率，促进残疾儿童的康复与发展，使多数残疾儿童能够入学。改善儿童福利机构设施条件，强化其供养、教育、康复的功能，提高服务水平。

（10）完善保护儿童合法权益的立法，健全相应的执法机构和队伍。

从这种广义的、积极的意义上去认识健康，保护和增进健康就超出了医学卫生所能胜任的范围，成为社会共同的责任。卫生保健所要达到的目标已经不只是仅靠医学努力即可达到的目标，而是要整个社会、民族、国家和全人类共同努力争取的目标。学前卫生与保育所面临的问题，只有通过包括生物学、心理学、社会学、教育学等多方面的广泛的研究，通过教育、心理、医务、保健和社会工作者的通力合作，通过社会的关心和支持，才能得以解决。

二、学前儿童健康的标志

生长发育、患病率和死亡率是衡量学前儿童健康状况的标志。

（一）生长发育

生长发育是在机体与外界环境相互作用下实现的，是儿童的机体在中枢神经系统和内分泌系统的调节和控制下各系统、各器官的协调活动，使机体统一的整体与外界事物发生联系，为适应外界环境而发生相应的变化。生长发育是一个发生在作为整体的人的身上的极为复杂的现象。它是由多种因素共同作用而产生的综合结果。健康儿童的身心发育遵循着儿童发育的共同模式和规律，并能在与外界环境的相互作用中发挥自身最大的潜能。

关于生长发育，每一个年龄阶段都有相关的指标要求。比如新生儿，体重方面，男孩6.2~6.6斤，女孩6~6.4斤，身长50厘米左右；1岁左右，小儿体重一般都会在十几斤到二十多斤之间，身高一般都会在70~75厘米。学前儿童的生长发育迅速。

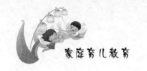
（二）患病率

从理论上讲，患病率是指在一个时间点上患某种疾病的人数占全体人数的百分率。在实际生活中，常根据在短时间内做一次性调查患病人数的百分比作为患病率。比如，冬春季出现的流感、手足口、传染性肺炎等疾病，常常是学前儿童患病率比较高的疾病。

（三）死亡率

死亡率指的是某年死亡人数与同年总人数的比率。在理想健康与死亡之间存在着不同健康程度的状态，死亡无疑是最不健康的状态。幼儿由于其年龄特点和身心发育状况，容易从健康状态向不健康状态甚至死亡状态发展。所以死亡率也是衡量幼儿健康状况和评价保健工作效果的标志。

（四）具体的学前儿童健康标准

学前儿童的健康通常指身心健康，其具体标准主要可以概括为两个方面：

1. 身体健康

（1）生长发育良好，体形正常，身体姿势端正。身高、体重、头围、胸围等项指标的数值，均在该年龄组儿童发展的正常数值范围之内；无脊柱异常弯曲，身材的比例符合该年龄组儿童发展的一般规律；身体各器官、各系统的生理功能正常，并处于不断完善的过程；有正确的身体姿势；身体无疾病和缺陷（龋齿、斜视、弱视、佝偻病等）；食欲良好，精神较充沛等。

（2）机体对内、外环境具有一定的适应能力。具有一定的抵抗疾病的能力，较少患病；对环境的变化（寒冷、炎热、冷热的交替）具有一定的适应能力；能适应多种体位的变化，如摆动、旋转、身居高处等。

（3）体能发展良好。身体的基本动作能适时地产生，如抬头、翻身、坐、爬、站立、走、跑、跳跃等；各种基本动作能力不断提高；肌肉较为有力，身体动作较平稳、准确、灵敏和协调；手眼协调能力发展良好等。

2. 心理健康

心理健康主要是指人的整个心理活动和心理特征相对稳定、相互协调、发展较为充分，并能与客观环境相互统一和适应。我们在学前儿童心理发育与保健这一章中会详细讲解。

人的健康状态是动态的、持续的变化过程。也就是说用以上的标准来衡量学前儿童是否健康时，不能简单地依照以上的标准来进行，而是应该考虑每个孩子的个体差异和他们在不同时期的身体状况，积极地创造条件，努力促进学前儿童身心健康目标的实现。

三、影响学前儿童健康的主要因素

健康是诸多因素相互交叉、渗透、影响和制约的结果。学前儿童的身体、心理和社会适应的健康状态有赖于他们所处的良好的自然环境和社会环境，也有赖于其自身的状况，还有赖于环境的方式以及环境对其的反作用。

20 世纪 70 年代中期，布拉姆提出考量个体或群体健康状态的公式：$HS = f(E) + AcHS + B + LS$，即健康状态、环境、保健设施的易获得性、生物学因素、生活方式等。

（一）环境因素

环境是指人类周围的客观世界，它是影响学前儿童健康的重要因素之一。环境包括自然环境和社会环境。

环境与人体之间所进行的物质与能量交换，以及环境中各种因素对人体的作用，经常保持着一定的平衡。环境污染对健康的影响：中毒危害、致癌作用、致畸作用；其他危害：传染病传播、致敏原产生等。

1. 自然环境因素

主要包括化学环境、生物学因素和物理因素等。

大自然的环境总是很影响人的。这些自然环境因素有的是自然界固有的，有的是人类制造的，但都以自然因素的形态对机体产生着影响。我国古代医学家就曾经提出"天与人应""天人合一"的说法，并指出六淫（火、风、寒、暑、湿、燥）对疾病和健康的影响。从好的一方面说，自然界中的空气、阳光、水、粮食、蔬菜等，给人们以必要的营养；自然界的山水风光、鸟语花香，构成了使人精神舒畅、情绪振奋的优美环境，生活环境的改善可以促进健康。但是，大自然同时也给了我们很多意外和疾病，给我们带来伤害甚至造成

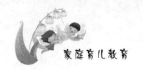
伤亡。

对于儿童来说，新鲜的空气、合理的膳食、安全的设施、卫生的环境等都是保证和促进他们健康的重要的物质条件，能维持和促进其正常的生命活动，促进他们健康发展。也要为他们提供各种精神条件，使他们情绪愉悦、心胸开阔。但是，自然环境中也存在着并随时产生危害儿童健康的因素。比如，幼儿膳食营养中摄入的各类营养素过多或过少，会使机体内营养素的摄入量和消耗量长期失去平衡，从而导致营养的过剩或营养的缺乏而引起各种病症；儿童生活环境中超过卫生标准的铅、砷、汞、铬等化学元素，都可能导致婴幼儿急性或慢性中毒。另外，气候的酷暑严寒，空气湿度、气压和气流的突变，电离辐射、噪声以及由饮食、饮水、空气、皮肤等途径接触的致病性细菌、病毒和寄生虫等都会有害于儿童的健康。

自然环境中的各种因素往往与儿童生存地域的气候、地理条件联系在一起，对儿童的健康产生影响。不同地域的儿童发病状况和当地的自然条件密切相关。比如，有的地区水土中缺乏碘元素使儿童患上地方性甲状腺肿或小儿克汀病；有的儿童传染病呈季节性波动，因为气候的变化会影响媒介昆虫的繁殖；活动疾病源体本身的增减，也影响儿童对传染病的易感性。

2. 社会环境因素

社会是人类物质生产和共同生活的大集体，而且经常进行着物质和精神的交换。儿童的社会环境大到国家、社区，小到家庭或幼教机构，包括政治制度、社会经济关系、伦理道德、宗教、风俗、文化变迁、社会人际关系、教育等，都直接或间接地影响着学前儿童的健康。

国家政治制度是保障学前儿童健康发育和成长的根本保障。国家采用立法、行政等手段，设立医药卫生、社会福利救济、人身安全、环境保护、文化体育和教育等职能部门，举办社会保险、社会救济和群众卫生事业以保障社会成员享有健康的权力，并调动社会各种力量，消除各种不良的社会因素以保护社会成员的健康免受损害。

健康的社会环境是一个规模浩大的系统工程，有赖于社会的经济实力。社会只有投入相当的财力和资源，方能改善社会的环境。因此，社会经济实力是学前儿童健康的一个不可缺少的条件。

文化可以直接制约着人对健康的认识和行为，也可以通过影响人的伦理观念、道德观念、宗教信仰、风俗习惯以及人生观、价值观等间接地制约人对健康的认识和行为。社会环境对健康产生的影响，往往与社会文化的变迁有关，特别是与工业化、都市化、现代生活技术化以及地理上的人口流动等密切相连的文化变迁有更为密切的联系。作为生活在社会文化背景中的学前儿童，其健康也不可避免地会受到这种因素的影响和制约。

在社会环境中，人总是与其他人结成一定的社会关系而展开各种活动。人们在生活中结成的这种社会人际关系包括多方面的特征，例如，与人发生联系的范围、接触的强度、持续的时间和频率以及相互作用的内容等。社会人际关系的失调常可使人产生身体和心理上的问题，导致躯体或心理上的障碍或疾患。尽管学前儿童的社会人际关系比社会其他人群相对简单，但是，如若正常的社会人际关系受到损害，例如家庭破裂、儿童受虐、家庭成员意外伤亡等，都会给他们的健康带来很大的损害，有时还可能导致极大的创伤。

学前儿童所处的社会地位以及所受到的教育也是影响他们健康的社会因素中的一个方面。人的社会地位也决定了人接受教育的程度，教育能改善人的认识、态度和行为，从而提高人的健康水平。

家庭的经济和营养状况、家庭的结构和子女的数量、家庭成员间的情感联系、家庭的教养方式、家长的身心素质等都对儿童的健康产生影响。家庭的经济收入直接影响到儿童的生活营养条件。有相关调查发现，高、中、低三档收入水平的家庭中，中档水平的家庭数量多，孩子的健康问题较少；低档收入的家庭生活条件较差，导致儿童营养缺乏、疾病增加；而高收入的家庭虽然家庭生活条件优裕，但孩子仍然发生营养不良的现象，这是由营养知识缺乏、膳食不平衡而导致的。

（二）卫生保健设施的易得性

卫生保健设施主要是指社会为保护人们的健康、防止疾病所提供的有关预防服务、保健服务、医疗服务和康复服务。保健设施的完善程度和服务质量的好坏直接影响学前儿童的健康状况。在我国儿童保健业务机关与有关部门相结

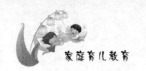

合，形成了儿童保健的社会服务网络，成为我国儿童保健工作的组织基础。随着医学模式从生物学模式向生物—心理—社会模式的转型，心理学工作者、精神病医师、社会学工作者和教育工作者一起参与到儿童保健工作中来，儿童保健工作得到进一步的加强。

托幼机构是对学前儿童实施保育和教育的机构，承担着对学前儿童提供保健服务的任务。托幼机构对学前儿童提供的保健服务不仅应体现在供给符合营养要求的食品、供给安全用水和基本环境卫生设施、开展预防接种和预防常见疾病等方面，而且更应体现在托幼机构的主要服务功能，即对学前儿童实施健康教育之上。

（三）机体自身的因素

机体自身的因素包括机体的遗传因素、先天素质和心理学因素。

1. 遗传因素

遗传是指祖先的性状对其后代的传递。亲代通过遗传传递给子代的性状很多，包括体态、体质、行为等，还可以传递给子代许多显性的或者隐性的遗传疾病或遗传缺陷。

遗传因素在儿童的形态和生理机能发育方面的影响十分明显。在良好的生活环境下成长的儿童，其成年身高在很大程度上取决于遗传。儿童的某些行为和心理的产生和遗传有着复杂的关系。比如，性格的内向或外向，行为的退缩或攻击，情绪焦虑或抑郁，甚至酗酒、抽烟、吸毒等。今天数以千计的遗传病尚无有效的根治方法，只是预防、纠正或缓解一些症状的发生。

2. 先天因素

儿童的先天素质是遗传基因和胎儿发育过程中的环境因素之间复杂的相互作用的结果。素质是儿童身心健康发展的自然前提，某些素质上的缺陷可以成为一生健康的障碍。如先天的脑发育不全或脑外伤的儿童智力发育会发生障碍。母亲在妊娠期的营养、情绪和疾病都会对儿童的先天素质产生影响。围产期（胎儿28周至出生后的7天）容易遭受到生物因素的刺激，尤其是脑中毒或损伤会导致终身发育障碍或者残疾。因此，儿童的保健服务应从0岁开始。

3. 心理因素

身心的相互关系虽然在我国古代医学著作中早就有提起，但真正被实验证明的是 20 世纪的事。著名生理学家 Cannon 实验证明：外界压力引起个体情绪的改变，进而引起"全身性适应综合症"。如果调解成功，就会恢复平衡；调解失败，就会产生衰竭、甚至死亡。应激是诸多对健康产生影响的因素中人们研究较多的。应激是指个体觉察环境刺激对生理、心理及社会系统过重负担时的整体反应。应激源作用于机体，经认知系统评价后可影响机体的神经系统、内分泌系统和免疫系统，从而导致人的身心行为发生变化。好的变化是机体适应调整，坏的变化是出现心理障碍或者躯体疾病。儿童生活中的应激源很多，关键是使儿童如何应对应激。另外，性格、情绪也会影响到人的健康水平，如 A 型性格的人易患冠心病。

（四）生活方式

生活方式是影响人体健康的重要因素之一。它指人们长期受一定文化、民族、经济、社会、风格、规范，特别是家庭影响而形成的一系列生活习惯、生活制度和生活意识，包括个人的嗜好、饮食习惯、职业危害和业余时间的活动等。世界卫生组织在 1992 年的一项调查中指出："每个人的健康与寿命 60% 取决于自己（行为与生活方式），15% 取决于遗传因素，10% 取决于气候（严寒与酷暑）。"可见，生活方式对个人健康的重要性。

现代生活方式中文明、科学、先进的东西会保护和增进身体健康，但是其中也包含着损害人体健康的因素，如吸烟、不当节食、过量饮食、缺乏锻炼等。又比如，我国饮食中摄取的盐分严重超标。摄取食物中的钠过多可能引发很多疾病，严重威胁着人们的身体健康。

儿童正在形成自己的生活方式，帮助他们接受并形成良好的生活方式，不仅有益于儿童的健康，而且还将对其一生的健康产生重要的影响。有益于儿童健康的生活方式主要有：生活有规律，具有良好的生活习惯和卫生习惯，积极参加体育活动，懂得爱惜自己等。

将影响儿童健康的因素分成环境、卫生保健设施的易得性、机体自身的因素、生活方式等四种类型，完全是人为可控的。事实上，所有这些因素都在交

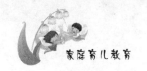

互地起着作用，难以完全将他们分割清楚。有人提出，应该将健康放置于生态系统中去考察，在这个生态系统中，有许多种生态因子和条件，有些会促使人向健康方向发展，有些则可导致人向与健康相反的方向发展。其中，各种生态因子和条件对健康的影响作用具有综合性，各种生态因子和条件相互制约，相互消长。有时，某些生态因子和条件还可以成为触发因子，触发健康状态发生急剧的变化。

四、学前儿童卫生保健的生物—心理—社会模式

过去学前儿童卫生保健是生物学模式，只关注机体的形态、生理的变化。现在学前儿童卫生保健是生物—心理—社会模式，同时注意生物、心理、社会因素。卫生保健模式的转变有利于人们从生物、心理和社会的诸多因素及其相互作用中去全面考察人的健康问题，使卫生保健的目标和方法更趋合理和完善，并取得整体、综合的效益。

运用生物—心理—社会模式对学前儿童实施卫生保健，应从身体、心理和社会适应三个方面揭示各种因素对学前儿童产生影响作用的性质、程度和基本规律，查明各种因素交互作用的性质和限度，全面地、科学地制定卫生标准，提出卫生要求并采取相应的卫生措施。从这种模式出发，对学前儿童卫生保健已不再只是教育机构和医务卫生部门应该关心的事情，应该成为全社会为之奋斗的一个目标，成为社会各方面工作者共同的责任和任务。

第二章　遗传和优生

第一节　遗　传

一、与遗传有关的知识

（一）遗传和变异

我们国家有一些俗语："种瓜得瓜，种豆得豆。""龙生龙，凤生凤，老鼠生来会打洞。"这些话都包含了遗传的内涵，即自然界的万物都是按照一定的规律来繁衍后代的。

亲代的性状对其子代的传递，使子代和亲代之间在形态结构或生理功能的特点上都很相似，这种现象叫做遗传。

亲代与子代之间，子代的各个个体之间，都不会完全相同，总会存在或多或少的差异，这种现象叫做变异。

遗传是生物界的普遍现象，正是有了遗传现象，物种才能保持稳定。正是由于有变异现象，才使得上古的单细胞生物，经过几十亿年的逐渐进化演变，构成了如此丰富多彩的生物界。

（二）遗传的物质基础

能传递遗传信息的物质是染色体。

1. 体细胞内的染色体

体细胞内的染色体有 46 条，组成 23 对，其中 22 对为常染色体，另一对

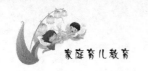

称为性染色体，男女有别，女性为 XX，男性为 XY。

2. 生殖细胞内的染色体

成熟的精子或卵子中细胞核内的染色体只有 23 条。受孕后，精子和卵子结合，受精卵又恢复到 46 条染色体，保证了上下代之间染色体数目的恒定，遗传物质一半来自父方，一般来自母方。

3. 染色体——基因的载体

染色体主要由 DNA（脱氧核糖核酸）和蛋白质组成，其中 DNA 在染色体里含量稳定，是主要的遗传物质。由于细胞里的 DNA 大部分在染色体上，因此遗传物质的主要载体是染色体。每个 DNA 分子上都存在着许多个决定生物性状的基本单位，叫做基因。基因是含有特定遗传信息的 DNA 片段，是遗传物质的最小功能单位。基因控制着生物体的各种性状，人的高矮、肤色、血型、免疫等，无不由基因控制。

二、与遗传有关的知识

（一）遗传病的定义（男大于女）

凡是由于生殖细胞或受精卵里的遗传物质在结构或功能上发生了改变，从而使人体所患的疾病称为遗传病。

1. 遗传病与先天性疾病（包含关系）

大多数先天性疾病是遗传病，只有少数先天性疾病并非因遗传物质发生变化所引起，而是在胚胎发育过程中受某些环境因素影响造成的。就遗传病来说，也不一定在出生时就表现出症状，有时要经过几年或更长时间才出现明显症状。

2. 遗传病与家族性疾病（交集关系）

大多数显性遗传病有家族史，即某一家族中有不少成员患同一种遗传病。而隐性遗传病则是散发的，患者的父母看不出有异常。就家族性疾病来说也不都是遗传病。例如，由于饮食中缺少维生素 A，一家中多个成员可患夜盲症；由于生活上的密切接触，结核病、乙肝等也可能在家族中多发。所以家族性并不直接意味着遗传性。

（二）遗传病的种类

常见的有三种：

1. 单基因病

这类遗传病是指由于染色体上某一对基因发生异常而导致的遗传病。按异常基因是在常染色体上还是在性染色体上、异常基因是显性还是隐性，又可将单基因病分为几种，如常染色体显性遗传病（男女发病概率均等）、常染色体隐性遗传病（男女发病概率均等）和伴性遗传病（男性多见）等。

2. 多基因遗传病

多基因遗传病是由两对或两对以上基因发生变化所引起的，而且与环境因素有关。其中遗传因素所产生的影响程度叫做遗传度。一般认为遗传度在60以上的表示遗传因素对该病有较显著的作用。

多基因遗传病的特点是亲属患病率高于群体患病率，亲属关系越密切，患病率越高；近亲婚配所生的子女患病率较高。

3. 染色体病

染色体病是由于染色体的数目或结构异常而引起的疾病。常染色体有异常，就叫常染色体病，性染色体有异常，就叫做性染色体病，二者均包括十几种疾病。

三、遗传在疾病发生中的作用

遗传在疾病发生中起着较为明显的作用，很多时候起决定性作用。

（一）遗传因素起决定作用

这类疾病主要有色盲、血友病等。

（二）环境因素起决定作用

由于母体于妊娠期间接触高剂量的放射线、感染风疹病毒、接触有致畸作用的化学物质等而引起胚胎发育异常，这类疾病与遗传因素无关，如过于频繁的医疗辐射、高压辐射；工作压力过大的影响等。

（三）遗传与环境因素相互作用的结果

一些常见的先天畸形，如先天性心脏病、脊柱裂、唇腭裂等都属于这种情

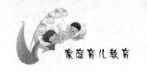
况。不同的疾病，遗传因素所起的作用大小是不同的。遗传度越高，环境因素作用越小；遗传度越小，环境因素作用越高。

第二节　优　生

一、计划生育与优生

优生学分为两种：第一种是防止或减少有严重遗传病和先天性疾病的个体出生，称为预防性优生学；第二种是促进体力上和智力上优秀个体的出生，称为演进性优生学。实现后者是目前我们共同的更高的目标。

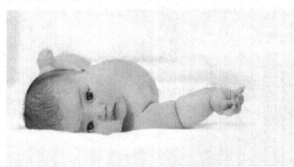

中国把实施计划生育，控制人口增长定位为一项基本国策，努力实行晚婚、晚育、少生、优生。晚婚、晚育、少生是控制人口数量的政策；优生、优育是提高人口质量的政策。

（一）少生与优生，能提高人口质量

人口质量包括三种因素，即人口的身体素质、智能素质和思想道德素质。提高人口质量的措施有：发展社会生产力、发展经济、改善生活条件；处理好人口数量与人口质量的关系；大力发展教育；加强精神文明建设；普及优生优育工作等。

（二）少生与优生，可以降低"出生缺陷"（脊柱裂、唇腭裂及兔唇等）发病率

出生缺陷是指在胎儿期引起的疾病或缺陷，又称先天缺陷。

二、优生措施

在优越的现代生活条件下，人们对下一代的质量更为重视。为人父母谁都希望生一个健康可爱、聪敏活泼的孩子，为社会提供一个合格的小公民，使他/她能成为有用的人才，"优生"是父母的天职。为了提高宝宝的出生质量，要从营养、心态、身体素质等多个方面下功夫。

（一）避免近亲结婚

我国婚姻法第六条明文规定：直系血亲和三代以内的旁系血亲禁止结婚。

血亲也就是人们所说的血缘，分直系血亲和旁系血亲两种。凡生育自己和自己所生育的上下各代亲属，如父母、祖父母、外祖父母、子女、孙子女、外孙子女，不论是父系还是母系，子系还是女系，都是直系血亲。旁系血亲是指除直系血亲之外，在血缘上同出一源的亲属，即三代以内有共同祖先的称为"三代以内的旁系血亲"，诸如堂兄弟姐妹、表兄弟姐妹、叔伯、姑姨、舅甥等。

近亲结婚是不利于优生的。近代的科学研究表明，近亲婚配使隐性遗传病增多。在非近亲婚配中，因为夫妻双方没有血缘关系，双方都带有相同致病基因的可能性很小，所以子女患隐性遗传病的机会也不多。相反，近亲婚配，由于夫妻双方有共同的祖先，很可能继承相同的致病基因，"亲上加亲"使得子女患隐性遗传病的概率增多。

因此，禁止近亲结婚是十分必要的。同时，为了减免可能导致遗传性和先天性疾病患儿出生的不适当婚配和受孕，婚约双方应在婚前通过遗传咨询，查明双方家族中有没有遗传病史和本人是否有遗传性缺陷。有严重疾病的人，如精神分裂症、智力低下患者，不应互相结婚或与健康人结婚。

（二）提倡婚前检查

未婚男女在结婚之前，应主动去做婚前体检，不应隐瞒病史和家族史，并

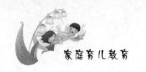

听从医生的指导。这样做不仅能使婚姻更加幸福、美满，还有利于婚配双方和下一代的健康，特别是阻断严重遗传性疾病的延续。婚前体检包括婚前咨询和体检两方面内容。

1. 婚前咨询

（1）健康询问：以往健康状况，曾患病及医治情况（尤其注意主要器官，如心、肝、肺、肾等的疾病）；有无遗传疾病、精神病、传染病等；目前健康状况；女子月经史；是否再婚；以往的婚育历史。

（2）家族史调查：三代以内直系、旁系亲属的健康状况，重点是遗传病和先天性畸形；询问配偶间有无近亲血缘关系。

2. 体检

体检的主要项目有：

（1）全身检查。一般发育情况，包括身高、体重、营养、智力、神经精神状态、血压以及五官、心、肝、肺、脾脏等的检查。

（2）生殖器官。第二性征，外阴发育，有无畸形、疾病。

（3）实验室检查。血、尿常规、胸透。根据身体的检查情况，做有关的其他化验。

（三）选择最佳生育年龄和受孕时机

1. 最佳生育年龄

婚姻法规定的结婚年龄（男不得早于 22 周岁，女不得早于 20 周岁），是可以结婚的最低年龄。应鼓励晚婚晚育，但并不是越晚越好。

一般来说，女性在 24～28 岁生育是比较合适的，是最佳生育年龄。无特殊原因，最好不要超过 30 岁，最大不超过 35 岁；男性可比女性推迟 3 岁。不要以忙事业为理由耽误了最佳生育时机，生育年龄不能太晚。

2. 最佳受孕时机

女性的最佳生育期内，可以从容地选择天时、地利、人和的时机，计划受孕。在受孕时应至少注意这些方面：

（1）夫妇健康。夫妻双方在受孕前应注意各自的体能及素质锻炼，保证处在生理优质健康状态。

（2）尽量选择人体的生物节律高峰期受孕。一般认为，制约人体情绪的生物钟周期是 28 天；制约人体力的生物钟周期是 23 天；制约人智力的生物钟周期是 33 天。每一周期的高峰期是最佳受孕时机。在周期过程中，可以人为进行适当调解，积极的心理暗示作用比较明显。

（3）优化环境和心理状态。可以用积极的心理暗示及情绪调节激励自己处在情绪稳定状态，优化周围的物质和精神环境。

（4）避免酒后受孕。

（5）避免药物的影响。科学研究表明，孕妇用药，药物会通过胎盘进入到胎儿体内，对胎儿产生影响。如孕妇注射链霉素、卡那霉素等，有可能引起胎儿先天性耳聋；孕妇服四环素能使孩子乳牙变黄，牙质变脆，骨骼发育受到影响。所以，孕期前后要慎用药物。

（6）不宜将孕早期安排在冬季。根据我国的传统习惯，许多年轻人把婚期选择在国庆节、元旦、春节等喜庆的日子里。但须注意，尽量不要使孕早期遇上冬季。因为冬季室内外空气污染严重，会影响胚胎的发育。同时，冬季室内通风不良，家庭取暖及生活用燃料产生的废气会加重室内外空气污染。冬春季发生病毒感染的机会也比较多，如风疹、流感、腮腺炎等病毒引起的呼吸道传染病都容易始发于冬春季，而孕妇受病毒感染也可能使胎儿发生先天畸形。

（四）注意孕期保健

1. 孕期营养要讲究

孕妇应该养成良好的饮食习惯，讲究平衡膳食，不偏食。孕前营养良好，可以使准妈妈容易适应怀孕所带来的生理负担。身体健康的女性，早孕反应一般比较轻，发生妊娠中毒症的也少见。

孕妇饮食中必须保证有各种的足够必要营养素，如蛋白质、矿物质、维生素等。蛋白质是关系胎儿健康成长的主要营养素之一，一般每日摄入量不得少于 60 克。胎儿成长过程中需要大量的钙，特别是在妊娠中后期，食物中含钙较多的是牛奶和蛋黄，其次是豆类及豆类制品。妊娠期必须补充铁，尤其是胎儿发育后三个月需要的铁量明显增加，含铁较多的食物有鸡蛋、瘦肉、动物的肝脏、肾脏等。孕妇对维生素的需要量比平时增加约 1/3，补充维生素可以多

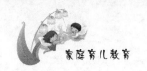

食新鲜水果和蔬菜。在保证营养的前提下，孕妇饮食要注意均衡，多食新鲜、易消化、富有营养的食物。在怀孕后期，可适当节制饮食，以免胎儿过大造成难产。

2. 防治孕期疾病

已知十余种疾病病毒可通过胎盘进入胎儿体内，造成胎儿畸形，如风疹、麻疹、巨细胞、水痘、肝炎、疱疹、腮腺炎等。其中以风疹病病毒的危害最为明显。

孕妇被感染上风疹，症状轻微，可有低烧、出皮疹等小症状，往往不能引起人们的重视。但是，孕早期患风疹，可导致流产或胎儿畸形，如先天性心脏病、先天性白内障、耳聋、头小畸形等。

预防病毒感染的措施是：孕期注意环境和个人卫生，尽量少去公共场所；适度体能锻炼，适度活动，增强抵抗力。一旦感染，应及时就医并进行适当的处理，必要时终止妊娠。

3. 孕期用药

前面我们也提到了受孕时避免药物的影响，孕期用药应慎重，但不等于孕妇不能用药。关键是必须合理用药，必须用药的时候，选用合适药物，不仅对孕妇、胎儿无害，而且能防止胎儿受到母体疾病影响。

4. 孕期禁忌吸烟、酗酒

烟草中含有尼古丁、一氧化碳等有害物质，这些物质可以通过胎盘进入胎儿体内，损害胎儿，使胎儿发育迟缓，出生体重轻。调查表明，吸烟妇女产下的婴儿在体重、身高、营养、智力等各方面都不及不吸烟孕妇产下的婴儿。父亲吸烟，孕妇被动吸烟，对胎儿同样有害。孕妇若大量饮酒，可能使胎儿患"酒精中毒综合症"。

5. 孕妇要保持良好情绪

大量研究调查表明，怀孕期间有严重紧张、焦虑不安情绪的孕妇，其孩子出生后情绪经常不稳定，容易激动，还容易患多动症；对生育持消极态度的母亲，早产率高，婴儿体重轻，精神较萎靡；对生育持矛盾心理的母亲，婴儿较多行为不合群或者肠胃功能失调；而对生育持乐观态度的母亲，婴儿健康正常且适应性较强。

因此孕妇应保持心胸豁达，性情开朗。另外，孕期用健康优美的音乐陶冶母亲情操，将有利于胎儿在宁静和谐气氛中成长，为胎儿身体和智能发育打下良好的基础。

6. 孕期注意事项

（1）注意清洁卫生。在妊娠期间，由于皮肤的汗腺分泌增多，孕妇应经常洗澡，勤换内衣。洗澡时不要坐浴。妊娠末期，经常擦洗乳头以增加乳头皮肤的坚韧度，防止产后哺乳时，乳头出现裂口。孕妇的衣服要宽大、寒暖适宜，不宜用束得很紧的裤带、袜带。

（2）节制房事。妊娠头 3 个月和妊娠 7、8 个月后，应禁止房事。因为在妊娠早期，进行房事，子宫发生收缩，易引起流产。妊娠后期，房事可引起早产、感染。即使在妊娠中期，也应有节制。倘若房事过多，容易使胎膜破裂，羊水流出，则子宫壁紧裹胎儿，可使胎儿因缺氧而死于子宫内。

（3）注意胎动的变化。自妊娠期 16～20 周开始，胎儿在子宫中伸手踢脚，活动身体，这就是胎动。胎儿 1 小时的胎动次数不应少于 3～5 次，12 小时的胎动次数应该在 20～30 次。孕妇自己记录胎动数，就可得知胎儿在腹中生活是否正常。如果 1 小时胎动次数少于 3 次，12 小时胎动次数少于 20 次，就表明胎儿在子宫内缺氧，应立即去医院检查，以确保胎儿的安全。

（五）产前检查和诊断

产前诊断也叫出生前诊断或宫内诊断。这是预测胎儿在出生前是否患某些遗传病或先天畸形的方法。若发现胎儿有严重的遗传病或畸形，应该终止妊娠，进行人工流产，以防患儿出生。

通过产前检查可以了解孕妇的身体状况和胎儿是否正常。一般自孕妇怀孕三个月起开始定期检查。定期到妇幼保健院做常规检查，尤其到围产期临近的时候检查应频率提高。但是，不宜做太频繁的 B 超检查。

三、新生儿生理特点及其护理

从出生到生后 28 天，为新生儿期。新生儿期有其生理特点，了解这些生

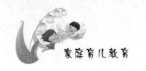

理特点是新生儿保健的基础。

（一）新生儿的特点

1. 身体各部分比例

胎儿时期，中枢神经系统，尤其是脑，优先发育；其次是躯干，发育最慢的是四肢。所以，新生儿的体型是：头大面沉，占去身长的1/4；躯干较长；四肢短小。

2. 骨骼和肌肉

平时说人体有206块骨头，指的是成年人的骨骼数量。新生儿的骨头有350多块。有些在生长发育过程中逐渐融为一体，所以到成年后骨骼数量就少了。

由于新生儿四肢屈肌的力量大于伸肌的力量，所以四肢常蜷曲着。随着月龄的增加，屈肌和伸肌的力量逐渐协调。

有的家长看到新生儿的小腿有些弯曲，就想用捆腿来预防"罗圈腿"。其实，孩子下肢有些弯曲是正常的现象。"罗圈腿"是患佝偻病以后引起的下肢畸形，发生在孩子会站、会走以后，与捆腿不捆腿没什么关系。

3. 关节

新生儿的关节没有发育好，关节不够牢固，在受到强大外力作用时，容易发生脱臼。最容易发生脱臼的部位是肘关节和肩关节。

4. 皮肤

新生儿的皮肤很薄，皮下脂肪少，皮脂腺分泌旺盛，保护功能差，容易擦伤、抠烂，细菌可乘虚而入，使"病从皮入"。

在新生儿的臀、大腿等部位，常可见到蓝绿色的色素斑，称为"胎记"或"儿斑"，色素斑可以随着生长而逐渐消退。

5. 呼吸

新生儿呼吸时几乎看不出胸廓的运动。由于呼吸运动主要靠膈肌来完成，新生儿呼吸时，可以看到腹部有明显的起伏。正常的新生儿每分钟呼吸次数大约为40次，呼吸很浅，快慢不均匀。

6. 心脏和血液

新生儿全身血液总量约为3000毫升，他们新陈代谢旺盛，但是心肌力量

薄弱，心腔小，每次心跳搏出的血液量少，所以每分钟心率较快，大概
140 次/分。

7. 消化

新生儿消化系统各器官发育还不充分，只是对母乳的消化吸收率最好，所以母乳是新生儿最理想的营养品。

8. 泌尿

新生儿尿道短，易感染，出生一周后每天排尿次数趋于正常，但次数较多，一般每天 20 次左右。

9. 免疫系统

新生儿的皮肤和黏膜薄嫩，屏障作用差，抗体主要来源于母体，自身制造抗体的能力很差。六个月后，从母体获得的免疫能力逐渐消失，容易生病。

10. 神经系统

新生儿的脑重约为 350 克，相当于成人脑重的三分之一左右，脑细胞处于增殖阶段，每天需要较长时间的睡眠。

（二）新生儿的本能

刚出生的新生儿和周围环境的联系主要是依靠一些本能。比如，将奶头放入新生儿口中，立即引起他的吸吮动作，称为"吸吮反射"。本能是先天的，不学就会的，还算不上是"本事"。类似的本能还有许多，比如觅食反射，一侧脸颊被触碰，头就反射地转向该侧；握持反射，用手指触及新生儿手心，立即被他握住；踏步反射，将新生儿扶至站立位，使其身体略向前倾，脚底着床，他能自动两脚交替向前迈出几步等。

由于非条件反射过于简单，数量也有限，单靠这些本能是无法适应千变万化的外界环境的。新生儿在与人相处的过程中，逐渐建立起各种条件反射。条件反射是学来的，是后天教育的结果。

（三）新生儿的感觉

1. 视觉

新生儿出生时因为眼轴的前后径短，所以表现出生理性远视，物体距离眼

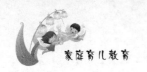

睛20厘米左右才能看清楚。两眼运动可能不协调，可能出现"左顾右盼"的现象，而且眼球有时会呈现出无目的的运动。适当的刺激可以促进其视觉的发育。

2. 听觉

新生儿已经有听觉，突发的声音可以引起惊跳或者闭眼睛，一般在生后两周左右，就可以把头或眼睛转向声音方向。可以适当听一些音乐，摇篮曲的魅力更是十足，但是要避免噪声的影响。

3. 触觉

新生儿触觉灵敏，特别是嘴唇、手心、脚心、前额等部位。新生儿哭闹时，把他抱紧了，常会使他安静下来，因为在胎儿期，胎儿生活在羊水的包围中，突然失去了约束，会使新生儿感到不安。

4. 温度觉

新生儿的温度觉已经很敏锐。如果奶瓶里的水、牛奶太凉或太烫，洗澡水过凉或者过热，新生儿都会哭叫表示抗议。

5. 味觉

新生儿对甜味浓的液体，吸吮次数多，喜欢吃；尝到苦味、酸味，就皱眉闭眼、紧闭小嘴巴。

6. 嗅觉

新生儿出生后一周左右，就能区别生母的乳汁与其他人的乳汁的气味。用生母或其他人奶垫各一块，分别放在新生儿脸颊的两侧，新生儿能把头转向生母的奶垫。

总之，新生儿会看、会听、能嗅、知味、知冷、知热，这些感觉能力都是对新生儿进行教育和训练的基础。

（四）新生儿的护理

1. 冬季注意保暖，夏季注意通风散热

降生在冬天，新生儿居室的适宜温度为 20 ~ 22℃。早产儿居室温度以24 ~ 25℃为宜。若居室温度较低要注意保暖，同时应避免居室太干燥。降生在暑天，注意防暑降温。出生后头几天，若母乳少，要喂足水分，以免因为新生儿摄取水分不足，体温上升，出现"新生儿脱水热"症状。

2. 保护皮肤

要给孩子选择合适的衣物，衣料要用柔软、易吸水、颜色浅、不刺激皮肤的棉织品。衣服鞋袜要宽松适度。

3. 保护脐带

包脐带的纱布要保持清洁，湿了要及时换干净的。注意清洁脐带周围，避免感染。

4. 防止呼吸道、消化道、皮肤等发生细菌、病毒感染

成人护理新生儿前要先洗手，同时，尽量减少不必要人员接触新生儿。凡是有呼吸道、消化道感染的病人和带菌的人应严格禁止接触婴儿。有皮肤病及其他传染病患者也不能接触婴儿。母亲如有发热或者其他感染症状应该停止喂奶。可以用吸乳器吸出乳汁，经过消毒后喂养婴儿。母亲和婴儿衣物被褥，都要经常换洗、晾晒，保持清洁。有亲友来探望，切忌亲吻新生儿。

5. 提倡母乳喂养

母乳是新生儿的最佳食品，吃母乳是每一个婴儿的权力。在婴儿出生后最初的 2～3 周内，应实行按需哺乳，就是婴儿想什么时候吃就什么时候吃。婴儿频繁吸吮乳房，有利于乳汁的分泌，还有助于母婴感情的增强。

6. 新生儿洗澡要讲究

给新生儿洗澡应把室温调节好，以 24～28℃ 为宜。如果室温达不到，可用浴帘围住保证温度。在洗澡前要把用具准备好，包括浴盆、小毛巾、浴巾、更换的衣服、尿布等。倒入洗澡水，用手背或肘部试水温，水温 38～40℃。

给新生儿洗澡，重点部位是脸、脖子、小屁股以及皮肤的皱褶处。新生儿不要用肥皂，用清水就可以了。新生儿的皮肤暴露在空气中会使他觉得冷，因而妈妈的动作要快。在新生儿脐带没有脱落以前，不能将他放进水中洗澡，以免弄湿脐带。你可以上下身分开洗，先把新生儿的下身包好，然后用左肘部和腰部夹住新生儿的小屁股，左手掌和左臂托住宝宝的头，这样就可以开始洗了。

清洗的第一道工序可以清洗脸部，左手拇指和中指分别堵住新生儿的耳

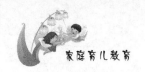

道，用小毛巾沾水。轻拭宝宝的脸颊，眼部由内而外，再由眉心向两侧轻擦前额。洗耳朵时，用手指裹毛巾轻擦耳廓及耳背。不要过深探入鼻孔、耳道进行清洁。把脸擦拭干净就可以洗头了，洗头时将洗头水搓在手上，然后轻柔地在新生儿头上揉洗。有时婴儿头上会出现鳞状斑块，别用指甲去抠，它会自动脱落。洗净头后，再分别洗颈下、腋下、前胸、后背、双臂和手。由于这些部位十分娇嫩，容易糜烂，因此清洗时注意动作要轻。洗完上身后用浴巾包裹住，再把新生儿的头部靠在左肘窝，左手握住新生儿的左大腿洗下半身的臀部、大腿根、小腿和脚。要注意清洗皮肤皱褶处。男宝宝常常就在你解开尿布的时候撒尿，因此解开后仍将尿布停留在阴茎上方几秒钟。然后男女宝宝就是一样的做法了，打开尿布，用纸巾擦去粪便，扔到尿布上，在他/她屁股上面折好尿布。用温水或者清洁露弄湿棉花来擦洗，开始时先擦肚子，直到脐部，擦洗的时候要避免宝宝着凉。

洗完后用浴巾把水分擦干，动作要快。用爽身粉少而匀地扑在皮肤皱褶处，并用碘酒轻擦肚脐。最后给宝宝穿上干净的衣服，用尿布包好，整个过程就告结束。开始给婴儿洗澡时，因为不熟练会有些手忙脚乱，应该让丈夫或家人帮助你，慢慢地你就会熟能生巧。

7. 坚持做新生儿抚触

新生儿抚触，也叫新生儿触摸，是一种通过触摸新生儿的皮肤和机体，刺激皮肤感受器上传到中枢神经系统，促进新生儿身心健康发育的科学育婴新方法。根据研究结果显示，新生儿经过触摸后，体重平均增加 10% 左右，并降低患先天性贫血概率、促进其感官和神经发展，且越早触摸越好。对于一岁以上的幼儿，父母则可进行触摸游戏和肢体活动，还可加深亲子间感情。

在人类感觉器官中，最早的发展是触觉，婴幼儿通过触摸获得情绪上的满足，感觉到安稳、舒适、温馨和喜悦，更可以感受到父母亲的疼爱和关怀。所以，适当地给予孩子温柔的抚摸，不但可以刺激宝宝感觉器官的发育，也可以增进宝宝的生理成长和神经系统反应，更可以增加宝宝对外在环境的认知，在触摸的过程中，也加深亲子之间的浓厚感情。

父母亲刚开始可以用手指前面抚触，如果宝宝不反抗、感觉喜欢，可以变成手掌慢慢加深推揉的动作。抚触宝宝时，可以随时注意宝宝的表情变化，如果宝宝伸手想被拥抱，父母亲可以一边按摩一边说话、逗趣或唱歌给宝宝听，除了帮助宝宝视觉、听觉的发展，也可以强化按摩的趣味性，增进亲子情谊。但如果发现宝宝不喜欢被触摸的感觉，父母亲可以先暂时休息，可能是双手的温度较冷或皮肤较粗，双手和皮肤的触觉让宝宝不舒服，父母亲可以先找出宝宝不喜欢的原因，改进之后，再尝试几次，千万不要让孩子感觉抚触是被迫或不自在的。

（五）注意新生儿可能会出现的一些特殊的生理现象

新生儿有一些特殊的表现，好像是病态，其实是生理现象，不需要治疗。这些现象可能是生理性黄疸、马牙、乳房肿大、女孩阴道流血、生理性体重下降等。

第三章　学前儿童身体的生长发育与保健

第一节　人体概述

一、人体的基本形态

自上而下划分基本形态：头、颈、躯干、四肢。由表及里划分基本形态：皮肤、皮下组织、肌肉、骨骼。

二、人体的基本结构

（一）细胞

细胞是人体结构的基本单位，也是进行生理活动的功能单位，它由细胞膜、细胞质、细胞核组成。细胞有各种各样的形状，也有不同的、多种多样的功能。广义的细胞，不单指各种细胞，而且还指存在于细胞与细胞之间的细胞间质，它存在于细胞间，是细胞与细胞之间的联系物质，也是维持细胞生命活动的重要环境。

（二）组织

组织是由许多形态和功能相似的细胞和细胞间质组成的，具有更复杂的生理功能。根据组织部位、形态和功能不同，可以将组织划分为上皮组织、结缔组织、肌肉组织、神经组织。各组织的分布和功能见下表。

各组织的分布和功能

名称		分布	功能
上皮组织		体表、管腔内壁	保护、吸收、构成等
结缔组织		分布广	支持保护营养等
肌肉组织	平滑肌	胃肠壁、血管等处	收缩、伸展促蠕动
	骨骼肌	附在骨骼上	收缩、伸展促运动
	心肌	心脏特有	能有节律地收缩
神经组织		神经系统	传导等

（三）器官

器官是由许多种组织构成，并且具有一定功能的结构单位。

（四）系统

许多器官联系起来，成为能完成一系列连续性生理机能的体系，称为系统。人体九大系统：消化系统、运动系统 、循环系统、呼吸系统、内分泌系统、排泄系统、神经系统、生殖系统、免疫系统。

三、人体功能的调节

人体各器官系统都具有特定的功能。这些功能在神经和体液的调解下相互协调，使之成为统一的整体，以适应内外环境的变化。

四、人体的化学构成

构成人体的化学元素共六十多种。其中，氧、碳、氢、氮四种元素含量最多。除此外，还含有许多微量元素，这些微量元素，别看含量少，却是人体不能缺的，如铁、铜、锌等。

五、人体的新陈代谢

新陈代谢是人体跟外界环境之间的物质和能量的交换以及人体内物质和能量的转变过程。可分为同化作用和异化作用两种形式、两个方面。它是生命存

27

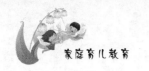

在的必要条件，也是细胞、组织和器官生理功能的基础。新陈代谢停止的话，人的生命将告终结。

第二节　人体动作的执行者——运动系统

运动系统是由骨、骨连结和骨骼肌三部分组成的，是人体从事劳动和运动的主要器官。

一、骨骼

（一）骨骼的组成、功能和分类

人体共有 206 块骨，它们相互连接，构成人体的支架，保护内部器官、供肌肉附着和作为肌肉运动杠杆的支架，其重量占体重的 20%。

（二）骨的形态、结构、成分和特征

骨的形态不一，分为长骨、短骨、扁骨、不规则骨。骨由骨膜、骨质和骨髓构成。

骨是由有机物和无机盐两种成分构成的。有机物能使骨具有韧性和弹性；无机盐能使骨变硬变脆。有机物和无机盐结合起来能使骨既坚硬而又有一定的弹性，能很好地承担支撑、保护和运动的机能。不同年龄的人，由于骨组织中有机物和无机盐含量比例不同，因而表现出骨的硬度和弹性的不同。成人骨中有机物和无机盐含量之比约为 3:7，而儿童的骨骼所含的有机物和无机盐含量之比约为 1:1。成人骨中有机物占 1/3，无机盐占 2/3；儿童骨中有机物较多、无机盐较少，因此，与成人的骨骼相比，儿童骨的弹性大而硬度小，不易骨折而容易发生变形，这是更不易发现的。年龄越小，骨的柔韧性越强，随着孩子年龄的增大，儿童骨内的无机盐不断沉积，骨的坚硬度也逐渐加大。

骨的生长和发育有两种方式，膜内成骨和软骨内成骨。膜内成骨是直接从胚性结缔组织膜内形成骨组织。通过骨化，成为骨质，骨膜下的成骨细胞不断

产生新的骨质，使骨逐渐增粗，并对骨折后的愈合和再生起重要作用。同时已经生成的骨质又不断被破骨细胞破坏和吸收，形成骨干中央的骨髓腔。软骨内成骨，即在软骨逐渐被破坏的基础上缓慢形成骨组织。人在成年以前，骨干与骨骺之间的骺软骨不断增长，不断骨化使骨逐渐变长。直到 20～25 岁时，这层软骨完全骨化，这就确定了人的身高。

二、骨连接

骨与骨之间的连接称为骨连接，骨连接有不同的形式。

1. 直接连接：不需要动的地方，比如颅骨，骨与骨之间的连接属于不动连接，也称为直接连接。如果它们能随时动的话，那我们的头就会随时变换形状了。

2. 微动连接：脊椎骨之间是以软骨层相连的，就是我们常说的椎间盘，它属于微动连接。

3. 间接连接：需要活动的地方，骨与骨之间的连接是关节，又称为间接连接，它是骨的主要连接方式，如腕关节、肘关节等。关节由关节面、关节囊和关节腔构成。此外，还有一些辅助结构，如韧带、关节盘等。

三、骨骼肌（肌肉包括心肌、平滑肌、骨骼肌三种）

运动系统的肌肉由骨骼肌纤维组成，在神经系统的支配下收缩和舒张，牵动骨骼产生运动，做出各种动作和姿势。骨骼肌是运动系统的动力部分，在神经系统的支配下，能随着人的意愿而收缩和舒张，所以骨骼肌又称为随意肌。全身的骨骼肌约有 600 多块，约占成人体重的 40%，包括头颈肌、躯干肌和四肢肌。

骨骼肌的基本单位是肌纤维，许多肌纤维集合在一起，外包以疏松结缔组织膜，组成肌束。很多肌束被结缔组织包裹在一起成为一块骨骼肌。骨骼肌借其肌腱部分附着于骨骼上。血管和神经沿着结缔组织的包膜，分布到肌纤维上，以调节肌肉的收缩、营养、代谢和发育。

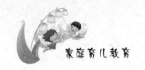

四、学前儿童运动系统的特点

(一) 学前儿童骨骼的特点

(1) 学前儿童骨膜厚，血管丰富，新陈代谢旺盛，骨骼生长快，受损后愈合较成人快。需要特别指出的是，在孩子生长发育过程中，要补充较多的钙和 VD 以促进骨骼发育。

(2) 全是红骨髓。学前儿童 5 岁前的骨髓全是红骨髓，造血功能强，有利于全身的生长和发育。5~7 岁时，脂肪细胞增生。

(3) 孩子的骨骼有机物多、无机盐少，骨化未完成，韧性强、硬度小、容易发生变形。孩子骨骼含有机物比成人多，无机盐比成人少，因此骨骼弹性大，可塑性强，容易变形。孩子一旦发生骨折，常会出现折而不断的现象，称为"青枝骨折"。

(4) 儿童几种主要骨的发育特征有：

① 颅骨逐渐骨化。新生儿的颅骨骨化尚未完成，在婴儿阶段逐渐完成。这时，有的骨的边缘彼此尚未连接起来，有些地方仅以结缔组织膜相连，这些膜的部分叫做囟门。前囟门 1~1.5 岁闭合，后囟门 2~4 个月闭合。囟门的闭合，反映了颅骨的骨化过程。囟门早闭合多见于头小畸形，晚闭合多见于佝偻病或脑积水。

② 腕骨处于钙化过程。新生儿的腕骨是由软骨组成的，6 个月后逐渐出现骨化中心。幼儿腕骨的发育是逐渐进行的，8 块腕骨约在 10 岁左右全部钙化，因而学前儿童腕力小，不能负重和过度疲劳。小时候，我们写字时间太长就会手腕疼，就是这个原因。小学低年级和学前期孩子不宜布置太多作业，这是广大教师和家长应该受到的启示。所以根据腕骨的多少判断骨骼发育的年龄，称为骨龄。

③ 脊椎骨：有颈曲、胸曲、腰曲和骶曲四大生理弯曲，四大生理弯曲逐渐形成，不良姿势易致脊柱变形。2~3 个月会抬头时形成颈曲，6~7 个月会坐时形成胸曲、骶曲，开始学走时形成腰曲。这一过程到成年，大约 21 岁才完全固定下来，因此，我们要培养孩子良好的坐、立、行走姿势。

④ 髋骨：由三块骨拼成，不是一块完整的骨。一般到 25 岁左右，髋骨才能成为一块完整的骨头。在完成骨化以前，组成髋骨的三块骨之间连接还很不牢固，容易在外力作用下产生位移，发生不正常的愈合，影响骨盆发育。因此，在学前儿童运动时，要避免从高处往硬的地面上跳，防止髋骨不正常结合，特别是小女孩，尤为注意，以免日后影响分娩。

⑤ 足骨：易变形，易形成扁平足。

（5）关节和韧带：

① 关节窝较浅，关节附近韧带较松弛（易脱臼）。

② 关节的伸展性及活动范围比成人大，但牢固性较差，易受损伤（以两腿下叉为例）。

幼儿易出现的牵拉肘，即我们通常说的脱臼、掉环就是由于孩子关节和韧带的特点而造成的。

（二）学前儿童肌肉的特点

（1）肌肉收缩力差，容易疲劳，处在生长发育中。学前儿童的肌肉柔嫩，肌纤维较细，间质组织相对较多，肌腱宽而短，肌肉中所含水分较成人多，能量储备差。因此，学前儿童的肌肉收缩力较差，容易疲劳。但是，由于新陈代谢旺盛，疲劳后肌肉功能的恢复也较快。

（2）大、小肌肉群的发育不同速，大肌肉发育早，小肌肉发育晚。学前儿童各肌肉群的发育是不平衡的，因而让小孩子做细小动作，很难完成，如：抓细小东西抓不起来。支配上下肢的大肌肉群发育较早，1 岁左右会走，3 岁时上下肢的活动更加协调，5 岁时下肢肌肉发育较快，肌肉的力量和工作能力都有所提高。而小肌肉群如手指和腕部的肌肉群发育较晚，3 ~ 4 岁还不能运用自如，往往不会很好地拿笔和筷子，相对的，孩子用勺子的能力较强。5 岁以后这些小肌肉群才开始发育，能比较协调地做一些较精细的动作。随着年龄的增长和通过各项活动的锻炼，小儿动作的速度、准确度及控制活动的能力，都会不断提高。

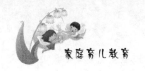

六、学前儿童运动系统的保育要点

(一) 培养儿童各种正确的姿势，防止脊柱和胸廓畸形

避免幼儿骨骼变形，应培养幼儿正确的坐立、行走姿势。比如小时候的"一拳一寸一尺远"要求的提出就是为此。正确的姿势不仅有利于孩子形成良好的骨架，达到形体美，还可以减少肌肉疲劳，提高肌肉的工作效率。

(二) 合理地组织户外活动和体育锻炼，全面协调有效运动

经常到户外活动，接受空气的温度、湿度和气流的刺激，可以增强机体的抵抗力。阳光中的红外线，能使人体血管扩张，促进新陈代谢；紫外线照射在人体皮肤上，可以使皮肤内的7-脱氢胆固醇转化成活性维生素 D，有利于防治佝偻病。不要做过分剧烈的运动，体育活动时间不宜过长，要动静交替等。以幼儿园活动课程安排为例，组织活动时应该注意以下问题：

(1) 全面发展动作。大肌肉、小肌肉都要锻炼，如夹豆等。

(2) 保证安全，防止伤害事故，不能做危险游戏。

要做好运动前的准备活动和运动后的整理运动。牵拉小儿的手臂时避免用力过猛，防止脱臼和肌肉损伤。小儿应避免从高处跳到地面上，以避免使组成髋骨的各骨移位，影响正常愈合，甚至对女孩成年后的生育造成不良影响。

(3) 活动适量，不能长久负重，不能远足。

(三) 供给充足的营养

孩子处于生长发育的重要阶段，应合理及时、恰当地、充分地补充孩子所需要的营养，以促进他们骨骼、肌肉的发育。小儿应多摄取含钙、磷、维生素 D、蛋白质等丰富的食品，如小虾皮、蛋黄、牛奶、鱼肝油、动物肝脏、豆制品等，以利于促进骨的钙化和肌肉的发育。

(四) 衣服、鞋应宽松适度

不要给孩子穿得过紧，不要盲目给孩子追时髦，应考虑孩子的生理特点，以免影响骨骼和肌肉的发育。比如：衣服要稍肥大些，要全棉的；鞋子不要太大、也不要太小。过肥、过大、过长的衣服、鞋帽，不仅造成活动不便，还会

影响动作的发展。

第三节 气体交换站——呼吸系统

一、概述

（一）定义

人体在新陈代谢中不断消耗氧气并产生二氧化碳。机体不断地从外界呼入氧气并排出体内的二氧化碳的过程称为呼吸。

（二）呼吸系统的组成、结构和功能

呼吸系统是由呼吸道和肺组成的。

1. 呼吸道

呼吸道具体包括鼻腔、咽、喉、气管和支气管。

1）上呼吸道

（1）鼻：鼻是呼吸道的起始部分，又是嗅觉感受器，是气体进入人体的第一道关卡，我们把它称作是"保护肺的第一道防线"。首先，鼻黏膜上的血管放出热量，使吸入的冷空气被加温；其次，鼻黏膜分泌黏液，能净化空气，就像森林能抵挡风沙一样；最后，鼻黏膜蒸发的水分使干燥的空气湿润。这样总结起来，鼻腔对空气起着清洁、湿润和加温三大作用，从而减少了对呼吸道和肺的刺激。需要指出的是，鼻中隔前下部具有丰富的毛细血管，易出血。

（2）咽：咽是一条前后略扁的漏斗型肌性管道，由黏膜和咽肌组成。自上而下为鼻咽部、口咽部、喉咽部。在鼻咽部后侧上方各有一条通向中耳的小管即耳咽管。咽下端和喉及食管相连，是呼吸和消化的共同通道。

（3）喉：喉也是一个"三通"，它的身份也是双重的，既是气体通道，又是发音器官，也同样易引发炎症，造成人体的不适。

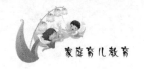

2）下呼吸道

气管和支气管同属于下呼吸道，假如受伤得不到及时的、很好的治疗，就会引起下呼吸道的炎症，也就是气管炎和支气管炎。

气管上接喉的下方，下端在胸腔内分左右支气管。气管和支气管都是由半环状的软骨构成，因而使气管敞开，气流通畅。气管和支气管表面布满纤毛，具有过滤作用，气体中的尘粒在这里再次过滤后，清洁的空气才进入肺。气管腔内黏液腺所分泌的黏液中含有免疫球蛋白，具有抑菌和抗病毒的作用，是呼吸道防御系统的组成部分。其代谢的垃圾便是痰，所以痰中含有许多细菌甚至是病毒，不能随地吐。

2. 肺

肺位于胸腔，左右各一，呈半圆锥形，左肺又分两叶，右肺又分三叶，每个肺叶又由许多小叶组成，小叶中有许多细的支气管和无数肺泡（每个肺有3亿~4亿个肺泡）。

肺泡是半球形的囊泡，表面的毛细血管网是进行气体交换的场所。泡壁由一层上皮细胞构成，外面缠绕着毛细血管和弹性纤维。毛细血管与肺泡上皮紧贴在一起，结构很薄，有利于气体交换。吸入的氧气进入肺泡，肺泡内的二氧化碳气又渗透出来，通过相反的途径再排出体外。

（三）呼吸运动

胸廓有节律地扩大和缩小称为呼吸运动。这是呼吸肌在神经系统支配下，进行有节律的收缩和舒张所造成的。外界气体和肺泡内气体的交换是通过呼吸运动来实现的。通过呼吸运动完成了呼吸，即呼和吸两个过程。

（四）肺的通气量

（1）潮气量：正常人平静时的呼、吸气量约为500毫升，我们把它称为潮气量。

（2）肺活量：肺活量是指尽力吸气后再尽力呼气所能呼出的气量。测量肺活量，可以判断健康人呼吸功能的强弱，在一定意义上反映了呼吸机能的潜在能力。肺活量随年龄、性别和健康状况而不同，成年男子肺活量为3500~

4000 毫升，女子为 2500～3500 毫升。

（3）通气量：每分钟吸入或呼出的气体总量称为肺的每分通气量。肺的每分通气量等于潮气量与呼吸频率的乘积。肺的最大通气量反映了单位时间里肺与外界最大通气功能，肺的最大通气量越大，表明肺的功能越好。一般，运动员的最大通气量会比常人大，尤其是长跑运动员和游泳运动员。

二、学前儿童呼吸系统的特点

（一）呼吸器官的特点

（1）鼻的特点：鼻和鼻腔相对狭窄，没有鼻须；鼻黏膜柔嫩，血管丰富，易发生感染和阻塞。

（2）咽的特点：婴幼儿咽腔相对狭窄，方向垂直，容易引发中耳炎。

（3）喉的特点：黏膜柔嫩，富有血管和淋巴组织，保护性反射能力较差，易发生气管异物，导致喉梗阻。

（4）气管、支气管的特点：学前儿童的气管和支气管的管腔比成人相对狭窄，内壁软骨柔软，肌肉发育不完善，缺乏弹性组织，不仅容易受感染，而且也容易发生阻塞，导致呼吸困难。

（5）肺的特点：肺是呼吸系统的主要器官。因为孩子肺发育不完善、肺活量小，而相对所需量大、代谢旺盛，所以要加快呼吸频率。幼儿年龄越小，呼吸越快，弹性组织发育差，血管丰富，抵抗能力差，如果空气污浊，易患肺炎。

（二）呼吸运动的特点

（1）呼吸量少，频率快。婴幼儿胸廓短小呈圆桶形，呼吸肌较薄弱，呼吸肌张力差，呼气和吸气动作表浅、量小，所以吸气时肺不能充分扩张，换气不足，使每次呼吸量较成人少。而该年龄段代谢旺盛，需消耗较多的氧气，因此只能通过加快呼吸频率来满足生理需要，年龄越小，呼吸频率越快。不同年龄的呼吸频率见下表。

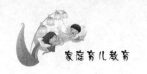

不同年龄的呼吸频率

年龄	新生儿	1~3岁	4~7岁	10~14岁	成人
呼吸频率（次／分钟）	40~44	25~30	22左右	20左右	16~18

（2）呼吸不均匀。学前儿童年龄越小，呼吸的节律性越差，往往是深度与浅表的呼吸相交替，这与呼吸中枢发育不完善有关。

三、学前儿童呼吸系统的保育要点

（一）培养良好的卫生习惯

（1）不要蒙头睡觉，用鼻子呼吸。空气的畅通能保证空气新鲜，若蒙头睡觉，则空气不流通、不新鲜，使吸入的气体污浊，引起呼吸系统各器官的炎症。

（2）教会孩子擤鼻涕，不用手挖鼻孔。一次只擤一个鼻孔而堵住另一个鼻孔，否则，用力太大会使大脑暂时缺氧而头晕，并导致耳内缺氧引发耳鸣或暂时听觉迟钝。

（3）睡觉打鼾，查查鼻咽，可能有炎症。小孩打鼾，应检查是否患有增殖腺肥大，即咽扁桃体肥大。如果因炎症而肥大，将鼻腔通路阻塞，而只能用口呼吸，日久会出现上唇翘起、漏斗胸等疾病。

（4）不随地吐痰。许多良好的卫生习惯都是从小养成的，要按一些科学的方法对孩子进行保育、教育，平时的卫生行为是很关键的。作为家长或教师，要注意身体力行，做好表率，引导孩子习惯成自然。只有从小形成良好的卫生习惯，将来才能形成自觉行为，为整个社会的文明和人类的健康做出自己的贡献。

（二）保持室内空气新鲜流通

平时，我们在课堂上往往忽视开窗换气这一环节，尤其是寒冷的冬季，如果长期生活在空气不流通的环境中，会容易生病。所以，我们要随时注意，可以利用课间来开窗、开门，保持空气流通。回到宿舍以后，也应随时开窗，我们现在宿舍人口比较密集，更应注意保持空气新鲜。

（三）加强幼儿适宜的体育锻炼和户外活动

在组织学前儿童体育游戏、体操、跑步时，应注意配合动作，自然而正确地加深呼吸，使肺部充分吸进氧气，排出二氧化碳。在幼儿园，一般上、下午都安排户外活动，夏季上下午各 1 小时以上，冬季根据天气情况可以适度调节，天气好些时时间长一些，天气坏时时间短些。根据幼儿年龄特点，安排不同形式的活动，如丢沙包、呼拉圈、跳绳等。

（四）严防异物进入呼吸道

在儿童吃饭时，我们要保证孩子有良好的进餐环境，不要嬉戏打闹，因为很容易在边吃边玩时把吃的食物呛到气管，严重时会造成气管堵塞，导致窒息，甚至死亡。

（五）教育幼儿以正确的姿势活动和睡眠

一般以右侧睡眠姿势为宜，坐、立、行走等也要有正确的姿势要求。正所谓"坐有坐相，站有站相"。

（六）保护幼儿声带

注意唱歌、说话、读书卫生，不要让孩子声带过度疲劳，学会保护嗓子。

学前儿童音域窄，不宜唱成人歌曲。唱歌的场所要空气新鲜，保持湿度，相对湿度为 40% ~ 60%，温度不低于 18 ~ 20℃，避免尘土飞扬。要避免学前儿童大声喊叫或唱歌，更不能在冷空气中喊叫或唱歌。当咽部有炎症时，应减少发音，直到完全恢复为止。

第四节　循环不已的运输流——循环系统

一、概述组成

广义的循环系统是一个密闭的、连续的管道系统，包括血液循环系统（即心血管系统）和淋巴系统两部分。血液循环系统起主要作用，淋巴循环是

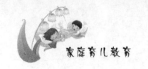

血液循环的辅助装置。

狭义的循环系统只指血液循环系统。

二、血液循环系统

血液循环系统是一个封闭式的管道系统，由心脏和血管组成。其中，心脏是动力器官，血管是运输血液的管道，使血液在体内不断循环，以保证机体内环境的相对恒定和新陈代谢的正常进行。

（一）血液的成分及主要功能

血液包括血浆和血细胞两部分，血细胞是血液的有形成分，由红细胞、白细胞和血小板组成。正常人的血液总量占体重的 7%～8%。

1. 血浆

血浆中含有 90%～92% 的水分，8%～10% 的溶质。在溶质中以血浆蛋白质含量最多，还有少量的葡萄糖、无机盐等，主要机能是运输血细胞、营养物质和废物。

2. 红细胞

又称红血球，为无核的双面凹陷圆饼形细胞，因为含有血红蛋白而呈红色，其主要成分是血红蛋白。红细胞的主要功能是通过血红蛋白为机体运输氧气和二氧化碳。红细胞的平均寿命约为 120 天。血红蛋白的特点是：既能与氧气结合又能与二氧化碳结合，还能与一氧化碳结合。由于血红蛋白与一氧化碳的亲和力比与氧的亲和力约大 200 倍，空气中只要有少量的一氧化碳，体内就可能有较多的血红蛋白与之结合，这时能与氧结合的血红蛋白将减少，从而出现缺氧症状或窒息，例如煤气中毒的发生。

3. 白细胞

又称白血球，无色有核，比红细胞稍大。正常人在安静时，血液中所含白细胞总数为 $(4\sim10)\times10^{9}$/升，平均 7×10^{9}/升左右，它的平均寿命为几天到十几天。

4. 血小板

无色、无核，形状不规则。血小板的主要功能是促进止血和加速凝血，它的平均寿命是 3~5 天。

（二）心脏的结构与主要功能

心脏位于胸腔内，两肺之间，膈肌上方，居偏左位置，其大小似本人的拳头，外形像倒放的桃子。心尖朝向左前方，心底朝上偏向右方，是血管出入处。心脏有心中隔和瓣膜，是中空肌性器官。心中隔把心脏分为左右心室和左右两心房，后上部为左心房、右心房，前下部为左心室、右心室。左心房、间室有二尖瓣，右心房、间室有三尖瓣。心房与心室之间、心室与动脉之间还有瓣膜。瓣膜的作用是阻止血液倒流，控制着血液的方向，并发出"心音"。心室每次收缩射出的血量叫每搏输出量，成人安静状态每搏输出量约为 70 毫升，如果心率按每分钟 75 次计算，则每分钟输出量约为 5250 毫升。

（三）血管的分类及主要特点

血管遍布全身，除角膜、毛发、指（趾）甲等处外，到处都有血管。根据血管内血流方向及其管壁结构的特点，血管分为动脉、静脉和毛细血管。

1. 动脉

动脉是血液从心脏流向全身所经过的管道，分布在身体较深的部位。在体表个别部位，如腕部的桡动脉、颈部的颈总动脉等都能摸到动脉的搏动。动脉管壁较厚，富有弹性，血流速度快。

2. 静脉

静脉是血液从全身流回心脏的血管。因为管壁较薄，弹性纤维和平滑肌较少，静脉弹性小，血流速度慢，血容量较大。较大的静脉具有由内膜向内折叠而形成的瓣膜，可抗地心引力，防止血液倒流。

3. 毛细血管

毛细血管是连接动脉和静脉的网状结构，人体内毛细血管分布最广，其管壁较薄，由一层扁平上皮细胞构成，血流速度极慢，是血液与组织液之间物质、气体交换的主要场所。

（四）血液循环

人体内的血液借助于心脏节律性搏动，经动脉、毛细血管、静脉，最后返

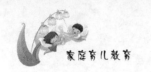
回心脏的循环过程，称总血液循环。根据路径不同，总血液循环又分为体循环和肺循环。

1. 体循环

血液由左心室排出→主动脉及各级动脉→全身各处组织的毛细血管网（实现物质、气体交换）→各级静脉→上、下腔静脉→右心房。

2. 肺循环

血液由右心室排出→肺动脉→肺泡壁毛细血管（释放二氧化碳，携带氧气）→肺静脉→左心房。

血液在血管中流动时对血管壁的压力称为血压。血压是促进血液循环的重要因素，心脏收缩时，血液流动对血管壁的最高压力称为收缩压（高压）。心脏舒张时，血液流动对血管壁的最低压力称为舒张压（低压）。血压的数值随年龄、性别和生理状态的变化而变化。成人正常收缩压为 12.0～18.7 千帕（90～140 毫米汞柱），舒张压为 6.67～12.0 千帕（50～90 毫米汞柱）。

三、淋巴系统

未被毛细血管所吸收的、可流动的少量组织液可以进入毛细淋巴管称为淋巴液，淋巴液在淋巴系统中运行称为淋巴循环。淋巴系统与人体的免疫功能密切相关，它包括淋巴管、淋巴结、脾脏、扁桃体、胸腺、骨髓等淋巴器官和有免疫活性的 T、B 淋巴细胞等。

淋巴系统的主要功能是运输全身淋巴液进入静脉，是静脉回流的辅助装置，也可以把淋巴循环归纳到血液循环中，算作血液循环的一部分。所以狭义的循环系统只称为血液循环系统。此外，淋巴系统还能清除体内微生物等有害物质和生成抗体，具有免疫作用。

四、学前儿童循环系统的特点

（一）学前儿童血液循环系统的特点

1. 学前儿童血液的特点

（1）儿童时期血液总量增加很快，血液总量相对比成人多，年龄越小，比例越大。血液总量是指存在于循环系统中的全部血液量。学前儿童在发育过程中血容量增长较快，出生时血液总量约为 300 毫升，1 岁时血液总量加倍，10 岁时为初生时的 6~7 倍。不同年龄的血液量见下表。

不同年龄的血液量

年龄	血量与体重的百分比（%）	年龄	血量与体重的百分比（%）
新生儿	15	14 岁	9
1 岁	11	成人	7~8

（2）学前儿童血液中含水分及浆液较多，盐类较贫乏，含凝血物质较少，凝血速度较慢。血液中红细胞和血红蛋白的含量随年龄的增长而稍有变化。新生儿出血，需要 8~10 分钟凝固，幼儿需要 4~6 分钟凝固，成人仅需 3~4 分钟。盐类是促凝血的物质，由于幼儿血液中盐类较贫乏，所以孩子流血时的凝血速度较慢，易出现流血不止的现象。

（3）学前期，红细胞的数目和血红蛋白量不稳定。初生时，红细胞数可高达 600 万~700 万/毫米，血红蛋白浓度在每 100 毫升血液中为 18~19 克，以后逐渐减少，至出生后 2~3 个月达最低水平，出现生理性贫血。由于贫血对造血器官的刺激，红细胞和血红蛋白又逐渐增加，至 12 岁达到成人的水平。因此，判断儿童贫血的程度必须参照不同年龄儿童血象的正常值。

（4）学前儿童白细胞中中性粒细胞比例较小，机体抵抗力相对较差。

（5）骨髓的造血功能强。

2. 学前儿童心脏的特点

（1）学前儿童心脏体积相对比成人大。这里我们可以通过数字来说明：新生儿的心脏约占体重的 0.8%，成人为 0.5%。初生时，心脏重 20~25 克。1 岁时心脏重 60~75 克，为出生时的 2~3 倍，5 岁时为出生时的 4 倍，9 岁时为出生时的 6 倍。青春期达到成人水平。由于成人体重比新生儿重得多，所以，我们说"相对"较大。

（2）学前儿童心排血量较少，心肌弹力弱，含较多水分，心壁薄。心肌是心脏特有的一种肌肉，它弹性的强弱直接影响着心脏搏血的量。由于小孩子心肌弹力弱，每次搏出的血量就很少，负荷力较差，这也就导致了心率加快。

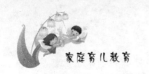

幼儿不宜做时间较长或剧烈的活动。六七岁后，弹性纤维开始分布到心肌壁，增加了心脏的收缩功能和心脏的弹性。

（3）学前儿童年龄越小，心率越快。学前儿童心脏发育还不完善，心肌薄弱，心脏容量小，但新陈代谢旺盛，故只有增加搏动频率才能适应机体需要，且年龄越小，心率越快。1～2岁时，心率为100～120次/分；2～6岁时，90～110次/分钟；6～10岁时，80～100次/分钟；10～14岁时，70～90次/分钟；而成人一般为70次/分钟左右。儿童心率易受情绪、运动、进食等各种内外因素的影响。不同年龄的心率见下表。

不同年龄的心率

年龄	新生儿	1～2岁	3～4岁	5～6岁	7～8岁	成人
平均心率（次/分钟）	140	110	105	95	85	72

3. 学前儿童血管的特点

（1）学前儿童血管的内壁相对的较成人粗，毛细血管丰富。学前儿童动脉、静脉的内壁相差不如成人悬殊，如动脉、静脉内壁比例在新生儿为1∶1，成人为1∶2。毛细血管网较密，管壁也较成人粗大，尤其是肺、肾和皮肤，供血量充足，有利于幼儿的生长发育。

（2）学前儿童血管比成人短，血液在体内循环一周所需要的时间短。比如3岁儿童，他体内的血液循环一周所需的时间为15秒，14岁为18秒，成人为22秒。这样，相对来说，幼儿供血充足，对生长发育和消除疲劳都有良好的作用。

（3）学前儿童年龄越小，血管壁越薄，也越柔软，但由于弹力纤维少，所以弹性较小。随着年龄的增长，管壁不断增厚，弹力纤维增多，管壁弹性不断增强。

（4）学前儿童年龄越小，血压越低。

（二）学前儿童淋巴系统的特点

（1）学前儿童淋巴系统发育较快。比如，扁桃体在4～10岁时发育达高峰，14～15岁时逐渐退化，所以幼儿时期易患扁桃体炎。到12～13岁时，淋巴结才发育完善。

（2）学前儿童淋巴结防御和保护机能比较显著，但相对成人来说，屏障作用较差，感染易扩散。

五、学前儿童循环系统的保育要点

（一）保证幼儿营养，防止贫血

应供给幼儿合成血红蛋白的原料，多吃些含铁和蛋白质较丰富的食物，如猪肝、瘦肉、芝麻酱、黄豆等，有利于血红蛋白的合成，预防贫血。

（二）衣服应宽大舒适，以保持血液循环的畅通

狭小的衣服会影响血液的流动和养料、氧气的供给，如躯干部被瘦小的内衣缚紧，会影响上、下腔静脉血液流回心脏。过紧的衣服对循环不利，能影响脑的供血。腰带、袜带也可以影响下肢和腹部的血液循环。

（三）婴幼儿的一日生活应动静交替、劳逸结合

应合理安排婴幼儿的一日生活，避免长时间的精神紧张，养成按时睡眠的习惯，因为安静时所需的血液量比活动时少，这样，可以减轻心脏的负担。

（四）科学组织婴幼儿参加适合年龄特点的体育锻炼和户外活动

婴幼儿经常参加适当的体育锻炼，可使心肌粗壮结实，提高心肌的工作能力。在组织锻炼时应注意：

（1）活动量要适当。对不同体质的婴幼儿安排不同的活动，应尽量减少长时间的紧张练习及过多憋气和静力性练习。如果在运动中发现婴幼儿疲劳、口唇青紫、心慌气短等现象，应及时就医。

（2）活动程序要符合生理要求。组织婴幼儿活动前应做准备活动，结束时应做整理运动，尤其在剧烈活动时不应立即停止。因为活动时，心输出量剧增，如果突然停止运动，肌肉活动也就停止，必然会影响肌肉血液流回心脏。此时，心脏血液输出量减少，血压降低，由于重力影响，血液不容易送到头部，这样可造成暂时性脑贫血，而表现为头晕、恶心、呕吐、面色苍白、心慌

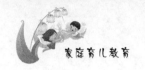

甚至晕倒等症状。

（3）剧烈运动后不宜马上喝大量的开水，更不能喝大量冷水。因为大量水分在胃部会妨碍横膈膜的运动，水分被吸收入血会增加循环血量，增加心脏负担。特别是冷水，还会引起呼吸系统出现症状。

（4）多在阳光下活动或睡眠。出生两周或一个月，就可以给小儿晒太阳。在日光照射下，周围血管扩张，循环加快，可促进心脏功能的发育。所以应该经常带小儿到户外进行活动和睡眠。

（5）运动时出汗过多，丧失盐分会出现头晕、眼花、口渴等症状，严重时会昏倒，所以最好喝少量淡盐水。

（6）应预防伤害事故。大量出血会影响健康，失血超过血液总量的 1/3时，就有生命危险。

（五）做好传染病的预防工作。

婴幼儿血液中的嗜中性细胞含量较少，所以抗病能力差，易患传染病。患病的孩子发烧时，会影响心脏的功能，体温每升高 1℃ 脉搏增快十几次，所以应采取积极措施增加机体抵抗力，做好预防接种。

第五节　食品的加工管道——消化系统

一、概述

（一）相关说明

1. 定义

消化是指食物通过消化管的运动和消化液的作用，被分解为可吸收成分的过程。消化可分为两类：即物理性消化作用和化学性消化作用。由消化管的运动完成的消化是物理性消化，由消化液的作用而完成的消化即为化学性消化。

2. 组成

消化系统是由消化管和消化腺组成的。消化管包括口腔、咽、食管、胃、小肠、大肠、肛门等。消化腺有可分为两类：一类是位于消化道外的大消化腺，另一类是在消化道内的小腺体。大消化腺通过导管开口于消化道，如唾液腺、肝脏和胰腺；小消化腺数目甚多，都直接开口于消化道，如胃腺、肠腺等。

（二）具体器官

1. 口腔

口腔是消化道起始部分。口腔里有牙齿、舌和三对唾液腺的开口。

2. 食管

食管是 肌性管道，经过口腔初步消化的食物团通过吞咽进入食管，再由食管的蠕动将食物送进胃里。

3. 胃

胃位于腹部的左上方，是消化道最为膨大的部分，暂时储存食物。胃还能吸收少量的水、无机盐、酒精、药物等小分子的物质。

食糜由胃进入十二指肠的过程叫胃的排空。胃的排空时间与食物的量、质和胃的运动状况有关。一般状态下水约需 10 分钟；糖类物质约需 2 小时以上；蛋白质较慢，需 2～3 小时；而脂肪则需要 5～6 小时。通常饮食为混合性食物，胃的排空时间需 4～5 小时。胃排空后，胃的蠕动会刺激胃壁上的神经，使之产生兴奋，人体就会有饥饿感。

4. 小肠

小肠是消化道中最长的一段，是吸收营养成分的重要器官。小肠由十二指肠、空肠和回肠三个部分组成。

小肠内的消化液有胆汁、胰液和肠液。通过胆汁、胰液及肠液中的消化酶的相互合作，小肠中的食物成分淀粉、脂肪及蛋白质得到彻底分解，从而有利于小肠的充分吸收。因此，小肠是消化食物、吸收养料的主要器官。

5. 大肠

大肠与回肠相连，终于肛门，分为盲肠、结肠和直肠。盲肠是大肠的起始

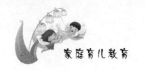

部分，在腹腔的右下部。盲肠上连着一条细小的盲管，叫做阑尾。食物残渣、寄生虫或细菌若侵入阑尾，可诱发阑尾炎。大肠的主要功能是暂时储存食物残渣和吸收残余的水分，还可以吸收无机盐和部分维生素，并能利用肠内较简单的食物合成维生素 K。食物残渣最后形成粪便经直肠由肛门排出体外。

6. 肝脏

肝脏是人体内最大的消化腺，位于腹腔的右上部。肝脏具有多方面的生理功能，具有分泌胆汁、物质代谢、储藏养料及解毒等作用。肝脏可以储存糖原，正常情况下，人进食半小时后血糖升高，胰岛素将多余的血糖转变成糖原的形式储藏于肝脏中。随着血糖的逐渐消耗而减少时，肝脏中的糖原在胰高血糖素的作用下又可被分解成葡萄糖进入血液，以满足人体的生理所需。

7. 胰腺

胰腺位于胃的后方，兼具外分泌和内分泌的双重功能。外分泌功能为分泌胰液消化食物；内分泌功能为分泌胰岛素和胰高血糖素，调节体内血糖浓度，保持血糖相对稳定。

二、学前儿童消化系统的特点

（一）口腔

（1）婴幼儿口腔较小，黏膜柔嫩干燥，血管丰富，易破损和感染。

（2）乳牙萌出过程中，恒牙已经开始发育，一般 6～13 岁是换牙过程，并且乳牙的牙釉质较薄，牙本质较软脆，牙髓腔较大（易发生龋齿）。

（3）小儿舌短而宽，灵活性较差，对食物的搅拌协助吞咽能力不足。

（4）小儿的唾液腺初生时已经形成，3～6 个月唾液腺逐渐发育完善，会出现"生理性流涎"。随着唾液量的增长。小儿消化淀粉类食物的能力也逐渐增强。

（二）食管

婴幼儿食管比成人短而狭窄，黏膜薄嫩，管壁肌肉组织及弹力纤维发育较差，易损伤。

（三）胃

1. 婴儿为什么容易漾奶?

婴儿的贲门比较松弛，且胃呈水平位，即胃的上口和下口几乎水平，好像水壶放倒了，因此当婴儿吞咽下空气，奶就容易随呼出的空气流出口外，这就是漾奶。为了减少漾奶，喂过奶，让孩子伏在大人的肩头，轻轻拍孩子的背，让他打个嗝排出咽下的空气，然后再躺下，就可以减少漾奶。

2. 婴幼儿胃在舒张时的容量

婴幼儿胃在舒张时的容量如下表所示：

年龄	胃的容量（毫升）	年龄	胃的容量（毫升）
新生儿	30～50	4 岁	760
3 个月	150	5 岁	830
1 岁	250	6 岁	890
3 岁	680		

需要指出的是，因哺乳后幽门开放，胃内容物陆续进入十二指肠，所以，婴儿的哺乳量不完全受胃容量的限制。一般每隔 4 小时喂一次孩子。

3. 婴幼儿胃的特点

（1）婴幼儿胃的容量较小，随年龄的增加，容量不断增加。

（2）婴幼儿胃的黏膜薄嫩，胃壁肌肉组织、弹力纤维及神经组织发育差，蠕动能力不及成人。

（3）婴儿贲门比较松弛，且呈水平位，易漾奶。

（四）肠

（1）学前儿童的肠管相对比成人长，消化道面积相对比成人大，吸收能力较强。成人肠管为身长的 4 倍半，而婴幼儿则超出身长的 5～6 倍，新生儿肠管总长度约为身长的 8 倍。肠管的长度随年龄而增长，3 岁以后增长的速度很小，小肠和大肠长度的比例在不同年龄不相同，新生儿为 6:1，婴幼儿为 5:1，成人为 4:1。

（2）学前儿童的肠黏膜发育较好，有丰富的血管网和淋巴网，因而，容易把分解的营养物质吸收到血管和淋巴管中去。但是，当消化道发生感染时，

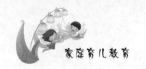

肠内的毒素或病原体也容易通过肠壁进入血液。

（3）学前儿童消化能力较差。他们的肠道肌肉组织和弹力纤维还没发育完善，肠的蠕动能力比成人弱，肠内容物通过肠道的速度较慢，容易发生便秘和粪中毒。

（4）学前儿童肠的位置固定较差。他们的结肠壁薄，无明显的结肠带和脂肪垂，结肠和直肠与腹后壁的固定较差，因此，较易发生肠套叠和脱肛。

（五）肝脏

（1）婴幼儿肝脏体积相对较大。婴幼儿个体较小，他们的肝脏也是小号的，但他们的肝脏与其身体的比例较之成人要大。比如，5岁孩子的肝脏重约650克，占体重的3.3%，而成人的肝脏之占体重的2.8%~3.0%左右。正常儿童的肝脏常可在右侧锁骨中线肋下约2厘米处触及，4岁以后逐渐缩入肋下。

（2）婴幼儿肝糖原贮存量少。肝脏在糖代谢中的主要作用是维持血糖的相对恒定，保证全身特别是脑组织的能量供应。小儿肝脏肝糖原贮存量少，易出现"低血糖症"，甚至是"低血糖休克"。所以要注意孩子的饮食，营养要合理，特别是早餐。

（六）胰腺

学前儿童胰腺很不发达，出生时重2~3.5克，4~5岁时重约20克，而成人为65~100克。婴幼儿胰腺富有血管及结缔组织，实质细胞较少，分化不全。随着年龄的增长，胰腺的结构与功能不断完善。

三、学前儿童消化系统的保育要点

（一）保持口腔与牙齿卫生

口腔是消化系统的第一道器官，它是否健康与孩子的生长发育息息相关。这里要强调的是，要保护牙齿。乳牙不仅是咀嚼的工具，而且对促进颌骨的发育和恒牙的正常生长很重要。乳牙要使用6~10年，因此应采取切实有效的措施保护牙齿。

（1）养成进食后漱口的好习惯。幼儿进食后应及时用温水漱口，及时清除掉口腔里的食物残渣。

（2）正确刷牙。学前儿童在 3 岁后应逐渐学会刷牙，早晚各一次，晚上尤其重要。家长或教师应教会儿童正确的刷牙方法。选择儿童牙刷，刷毛尽可能要柔软一些，刷牙前用热水将牙刷浸泡一会儿，牙刷最好使用 2～3 个月及时更换。使用含少量氟的牙膏，因为可与珐琅质结合形成一层保护膜，从而防止酸对牙齿的腐蚀，但不可使用含氟过多的牙膏，因为过多的氟可以使牙齿表面形成斑点。另外每次使用牙膏的量要少，以免幼儿吞咽体内。因为刷牙时常常有一些死角，所以有条件者最好每半年去医院清洗牙齿。

（3）不吃过冷过热的食物，不用牙齿咬坚硬的东西。牙齿受忽冷忽热的刺激或咬核桃等坚硬的东西，牙釉质会产生裂缝或脱落，从而损伤牙齿。

（4）防止牙齿排列不齐。正确喂奶：喂奶时将孩子抱起来取坐位或半坐位，以免牙床受到压迫。避免养成不良习惯：教育孩子不吸吮手指及奶嘴，不咬铅笔、指甲等其他硬物，出牙时不用舌头舔牙，以免牙齿外翘。防止乳牙过早缺失：如果乳牙过早缺失，邻近的乳牙将向缝隙倾斜，或乳牙未及时脱落，均会导致恒牙不能从正常位置萌出，从而使恒牙排列不齐。

（5）合理营养和户外活动。牙齿的主要构成物质是磷酸钙，应合理营养，保证钙、磷的摄取；同时还应经常参加户外活动，适当接受紫外线的照射，保证身体中的维生素 D 的含量，以免体内缺钙。

（6）定期检查。一般每半年检查一次，便于尽早发现问题并及时处理。

（二）建立合理的饮食制度，培养良好的卫生习惯

家庭中、幼儿园中，合理的膳食安排是为了保证婴幼儿生长所需的营养。除此外，还应定时吃饭，从而形成良好饮食制度，保证做到科学喂哺。学前儿童的消化能力较弱，所以应培养孩子细嚼慢咽、定时定量、少吃零食、不偏食、不吃过冷过热食物等习惯。同时还应避免进食时说说笑笑，以防食物呛入气管。

（三）做好各项工作，保证卫生，防止病从口入

学前儿童消化能力较差，所以应少吃一些不易消化的食品。要注意饮食卫

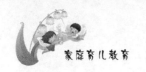

生，教育孩子饭前便后要洗手。从食物的采购、加工、保存等各道程序中做好各项工作，避免孩子的饮食受到病毒、病菌的污染，避免孩子食用有毒物品，从而做好卫生保健工作。

（四）保持愉快的情绪，安静地进餐

良好的情绪，有利于孩子消化功能的充分发挥，二者是相辅相成的。组织儿童进餐时，可播放轻松愉快、悠扬悦耳的音乐。如果在餐厅就餐，餐厅的灯光应柔和，墙壁粘贴水果等壁画，释放香喷喷的气味等激发幼儿的食欲，促进副交感神经的兴奋，增强消化器官的功能。进餐前后不宜处理学前儿童行为上的问题，以免影响幼儿食欲。

（五）饭前饭后不做剧烈运动，不要大量饮水

否则将影响消化液的质量，从而影响消化系统的消化与吸收。可以在饭前喝少量水，这样可以清理胃肠道。饭前饭后不要做剧烈运动，否则也会影响食物在消化道内的消化运动，严重时还会形成炎症，甚至危及孩子的生命。

（六）培养幼儿定时排便的习惯

一般早晨起床后排便较好，这样不影响孩子的活动，而且有利于新的一天的饮食，特别是有利于早餐吃饱。排便之后，可以更多摄入新的食物。

对6个月以后的婴儿应逐步训练定时大便的习惯，既可以防止便秘的发生又有利于教师的管理。另外，平时应经常组织学前儿童参加户外活动，多吃蔬菜、水果，多喝开水，预防便秘。

第六节　泌尿、输尿、贮尿、排尿——泌尿系统

一、概述

（一）组成

泌尿系统包括肾脏、输尿管、膀胱、尿道四部分。其中，肾脏是泌尿器

官，由输尿管完成输尿任务，膀胱负责贮尿，最终尿液通过尿道排出体外。

（二）简单了解泌尿系统的功能

尿液在肾脏生成后，经输尿管送到膀胱。膀胱有贮尿的作用。随着尿量逐渐增加，膀胱内压力上升，刺激到膀胱壁上的牵张感受器，经周围神经传导到脊髓膀胱中枢，并刺激大脑皮质高级中枢，引起"尿意"。如果大脑皮质下达排尿指令，膀胱肌肉收缩，尿排出体外；否则，则会形成憋尿的状况。

（三）大脑皮层控制排尿

排尿是一个复杂的受意识控制的反射活动。膀胱壁有平滑肌和弹性纤维，有较大的伸展性和收缩性。当膀胱充尿到一定量时，膀胱内压力逐渐加大，便刺激壁上的感受器，使之产生兴奋；兴奋经神经传到脊髓的排尿中枢，再往上传入大脑皮质，使人产生尿意。

大脑皮质根据当时的情况决定是否排尿，如果当时情况不适于排尿，大脑皮质就暂时将排尿中枢抑制，并使尿道括约肌收缩；待情况许可后，大脑皮质取消其对排尿中枢的抑制而排尿。

刚才我们也提到了，如果大脑皮质下令排尿，机体才会排尿，如果条件不允许，大脑皮质就不会允许排尿，就形成憋尿。这就说明，人体的排尿是由大脑皮层控制的。

需要指出的是：

（1）不要长时间憋尿，否则会引起泌尿系统的炎症，如常见的膀胱炎、肾炎等疾病。

（2）小孩子的神经系统处在生长发育阶段，大脑皮层功能不完善，发育不完全，于是很小的孩子会尿床。他们不能很好地控制排尿，想尿就会尿。

二、学前儿童泌尿系统的特点

（1）儿童年龄越小，肾脏相对越大，肾功能较差。孩子出生时两个肾脏约重 25 克，占体重的 1/120，至成人时虽可增至 300 克，但仅为其体重的 1/200。在 1 岁和 12～15 岁两个阶段肾脏的发育最快。

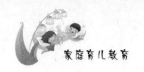

（2）学前儿童泌尿器官正处于生长发育过程中，由"无约束"到"有约束"排尿。婴幼儿泌尿系统是逐步完善的，所以成人也要有意识地训练孩子自觉排尿能力。一般1岁左右就可以训练坐便盆排尿，3岁左右就不再尿湿裤子和尿床了。

（3）学前儿童膀胱的主要特点是肌肉层较薄，弹性组织发育不完善，储尿机能差。学前儿童新陈代谢旺盛，尿总量较多，而膀胱容量小，黏膜柔弱，肌肉层及弹性组织不发达，储尿功能差，所以年龄越小，每天排尿次数越多。出生后1周的新生儿，每天排尿20～25次，1岁时每天排尿15～16次，2～3岁时每天10次左右，4～7岁时每天6～7次。半岁以内，每次排尿量约30毫升，1岁时约60毫升，7～8岁时约150毫升。

由于小儿神经系统发育不健全，对排尿的调节能力差，故小儿在3岁以前主动控制排尿能力较差。年龄越小，表现得越突出，时常出现遗尿的现象（尿量在个体间差异很大，并受气温、饮水量等因素影响）。

（4）学前儿童尿道较短，黏膜薄嫩，又跟外界相通，因此易受感染。学前儿童尿道较短，新生男孩尿道长5～6厘米，生长速度缓慢，直至青春期才显著增长；女孩的尿道更短，刚出生时尿道仅长1～3厘米，15～16岁时才增长至3～5厘米，更易被细菌污染，上行感染。男性儿童尿道较长，但有包茎者，可因积垢而引起上行感染。

学前儿童尿道黏膜柔嫩，弹性组织发育也不完全，尿路黏膜容易损伤和脱落。而且，女孩的尿道开口接近肛门，不注意保持外阴部的清洁就容易发生尿道感染而引起炎症。感染后，细菌可以经尿道上行到膀胱、输尿管、肾脏，引起膀胱炎、肾盂肾炎等。

三、学前儿童泌尿系统的保育要点

（1）每天给婴幼儿喝适量的水，使体内废物及时随尿排出，保护身体健康。吃饭之前喝几口水，有清肠作用，这个前面我们已经提到。除此外，每天应及时补充水分，比如早晨起床后喝适量水，补充一夜消耗的水量，课间喝一些水，中午喝一些水，但睡觉前不宜喝大量水，否则夜间睡眠会受影响，而且还会引起浮肿。

一天每人的需水量是 1～2 升，平均到各个时间当中去，合理安排。每天让学前儿童饮适量的白开水，使体内的代谢产物及时随尿排出体外。另外，充足的尿液对尿道有清洁作用，可以减少感染。

（2）培养婴幼儿及时排尿的习惯，防止遗尿。从 3 个月起就应培养学前儿童定时排尿的习惯，如睡觉前后、哺乳前后训练小便。若训练得当，1 岁左右即能表示要大小便，并能自己主动去小便，2～3 岁后夜间不小便，4～5 岁后不尿床。

一般在幼儿园中，小班上课或活动时间在 15～20 分钟，中班上课时间在 20～25 分钟，大班在 25～30 分钟，原因就在于孩子泌尿系统功能不完善，刚才我们也提到了幼儿泌尿系统的特点，膀胱贮尿能力差，使得孩子必须及时、定时排尿，老师或家长应随时提醒孩子上厕所。教师在组织学前儿童集体活动前后，要提醒孩子排尿，要掌握时间间隔，不要频繁。

3～5 个月可定时把尿，6 个月左右可坐盆，1 岁末可训练对排尿的主动控制，但不要频繁地让小儿排尿，否则会影响正常的贮尿功能而引起尿频。不要让孩子长时间地憋尿，憋尿会使膀胱失去正常功能而发生排尿困难，并易造成感染。小儿有尿意就应排尿，如果积尿过多，膀胱过度充盈膨胀，会使膀胱壁过度伸展失去收缩能力，而发生排尿困难，也容易造成感染。4～5 岁后如有夜间尿床应就医，查明原因进行矫治。

对于有尿床习惯的幼儿，应当请医生检查，找出原因，及时治疗，不能责怪惩罚，须消除幼儿的紧张焦虑情绪。

（3）保持会阴部清洁卫生，预防尿路感染。每晚睡前应给幼儿清洗外阴部。不让小儿坐地，1 岁后不穿开裆裤，特别是女孩。教会幼儿便后擦屁股的方法，即从前往后擦，以保持会阴部清洁。幼儿园厕所和便盆每天必须清洗消毒。注意防止个别幼儿玩弄生殖器。

（4）要预防肾炎，保护肾脏的正常功能。在婴幼儿期，如果不注意外阴卫生，很容易引发急性上行性阴道炎、肾炎，所以提醒家长和老师，应注意孩子的个人卫生。一旦发病应及时治疗，否则会转成慢性，极难治疗，同时，会

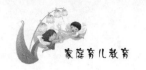

给孩子造成精神上的创伤。

急性肾炎常常是在小孩得了猩红热、扁桃体炎、脓疱疹等感染之后发生的一种与免疫有关的疾病。所以，预防急性肾炎，要以预防上述感染入手。

第七节　幼儿的生殖系统

生殖系统的主要功能是产生生殖细胞、繁殖后代、延续种族和分泌性激素以维持性的特征。

生殖系统包括"主要生殖器官"和"附属生殖器官"，也可以分为内生殖器和外生殖器两种。这两部分器官又因性别不同而区别明显。男性内生殖器官主要有睾丸、附睾、输精管、精囊、射精管和前列腺等，外生殖器包括阴囊、阴茎。女性内生殖器官有卵巢、输卵管、子宫和阴道等，外生殖器包括阴唇、小阴唇、阴蒂、前庭大腺等。男性、女性生殖器官分别见下图。

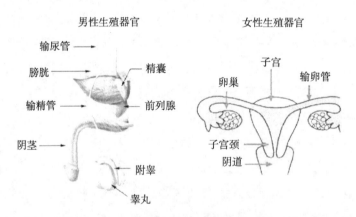

学前儿童的生殖系统发育十分缓慢，到青春期时才迅速发育。男孩子 1～10 岁时睾丸长得很慢，其附属物相对较大。女孩子卵巢滤泡在胎儿期最后几个月已经成熟，只在性成熟后才开始正规排卵。在第一次月经初潮后开始具有排卵、生育能力。

虽然儿童期生殖系统不怎么发育，处在休眠期，但也要注意他们生殖系统的卫生，保证外生殖器的清洁，不做过于剧烈的震荡。尤其是女孩子，做单、双杠等活动时，若着地动作不正确，就会震荡骨盆，甚至影响到阴道处女膜。儿童期生殖系统发育缓慢，要到将来进入青春期后才发育迅速。

第八节　人体内的"化学信使"——内分泌系统

一、概述

内分泌系统是人体内的调节系统，它与神经系统配合，共同调节机体的各种生埋功能，使之更好地适应体内外环境的变化。如果内分泌系统失衡就会导致众多疾病。内分泌系统是由许多内分泌腺、内分泌组织和内分泌细胞组成的。内分泌腺分泌激素，直接进入血管、淋巴管内，通过循环系统运送到全身各部位。激素对机体的新陈代谢、生长发育、性成熟和免疫力都有很大的作用。人体内主要的内分泌腺有脑下垂体、肾上腺、甲状腺、甲状旁腺、胸腺、松果体、胰腺和性腺等，受神经系统控制下的丘脑下部的调节。

二、内分泌系统的常见疾病

内分泌系统疾病一般分为两类，一类是内分泌功能亢进，另一类是内分泌功能不足。不同的内分泌腺导致的人体疾病不同，我们逐一来看：

（一）甲状腺

甲状腺是人体中最大的内分泌腺，重约 25 克，位于颈前部，喉和气管的两侧，分左右两叶，甲状腺主要分泌含碘的甲状腺素。对人体具有刺激物质氧化，增加热能，参与蛋白质、糖、脂肪、水、盐、维生素代谢；促进生长发育；保证脑细胞的增殖等生理作用。分泌过多或不足都会影响上述有关生理机能。

甲状腺机能亢进，分泌激素过多，会使新陈代谢过于旺盛，体内物质氧化分解过快。病人虽然食量大增，身体却逐渐消瘦。激素过多使神经系统的兴奋

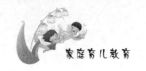

性过度，病人表现心跳、呼吸加快，容易激动等症状（俗称"大粗脖子病"）。甲状腺机能减退（不足），分泌激素过少，能影响物质代谢和神经系统的发育，造成小儿患克汀病，即呆小症。如在一些土壤、食物和水含碘少的山区，由于母体缺碘，在胚胎早期发育阶段获得的碘不足，而合成甲状腺素不足，能造成小儿患地方性克汀病，主要表现为智力迟钝，严重的可造成白痴，身材矮小，先天性聋哑等。新中国成立后，国家对水土中缺碘的地区，供应加碘食盐和海带等含碘较多的食物，对控制和消灭该病起到了重要作用。

（二）脑垂体

脑垂体在脑的底部，与丘脑下部相连，大小如豌豆，重量为 0.5 ~ 0.6 克。脑垂体分前叶和后叶两部分。脑垂体作用广泛，对小儿生长、性器官的发育、成熟具有显著作用，并且与其他内分泌腺有密切关系，在内分泌系统中占重要地位，被称为"内分泌之王"。

1. 脑垂体前叶分泌四种激素

（1）生长激素：这种激素加速组织生长的速度，特别是对骨骼的生长。如果生长激素分泌不足，可使小儿生长发育缓慢，身体矮小，成年后也不能超过 130 厘米，但智力一般正常，这种病叫侏儒病。生长激素分泌过多，可使小儿生长速度加快，身体生长过度，叫肢端肥大症，俗称"巨人症"。

（2）促甲状腺素：顾名思义，促甲状腺素就是促进甲状腺的发育及甲状腺素的合成和分泌的激素。如果不足或过多，会引起甲状腺疾病。等会儿我们还要说到甲状腺。

（3）促肾上腺皮质激素：能促进肾上腺皮质的发育和分泌功能，不足或过多会引起肾上腺疾病。

（4）促性腺激素：促进性器官的发育和生殖细胞的成熟以及性腺的分泌功能，如果分泌不足或过多会引起性器官发育畸形。

2. 脑垂体后叶的激素

（1）催产素：有刺激子宫平滑肌收缩的作用。

（2）血管加压素：可使血管平滑肌收缩，使血压增高。

（3）抗利尿激素：作用于肾小管，促进水分的再吸收，使尿量减少。

这三种激素分泌不足或过多分别会引起生殖系统、循环系统、泌尿系统的疾病。

（三）胸腺

胸腺位于胸骨后面，分左右两叶，胸腺在出生后两年内生长很快，以后随年龄而继续增长，至青春期后逐渐退化，成人胸腺组织被脂肪组织代替。胸腺与机体的免疫功能有密切关系。由骨髓所产生的淋巴干细胞不具有免疫功能，当这些细胞由血液循环到达胸腺，在胸腺停留一段时间后，在胸腺素的作用下就具有免疫功能。胸腺还是造血器官，能产生淋巴细胞，并运送到淋巴结和脏脾等处。

三、学前儿童内分泌系统的特点

（1）幼儿内分泌系统正处在发育过程中，从不完善到完善。

（2）脑垂体分泌的生长激素较多。脑垂体分泌的生长激素大多在睡眠时分泌，4岁前与青春期是分泌最旺盛的阶段。由于学前儿童的睡眠时间较长，脑垂体分泌的生长激素较多，加速了骨骼的生长发育。

（3）缺碘影响甲状腺的功能。碘是合成甲状腺素的原材料，我国有4亿左右的人口居住在缺碘地区，由于碘的缺乏严重影响着学前儿童甲状腺的功能，阻碍学前儿童的正常发育。

（4）幼年时胸腺发育不全会影响免疫功能。由骨髓产生的淋巴干细胞在胸腺素的作用下才能具有免疫功能。幼年时如果胸腺发育不全，会影响机体的免疫功能，以致反复出现呼吸道感染或腹泻等疾病。

（5）儿童出生时，甲状腺已经形成，以后逐渐生长，至14~15岁发育最快，机能也达最高峰。

四、学前儿童内分泌系统的保育要点

（1）供给学前儿童科学合理的膳食。合理的营养，能促进学前儿童内分泌腺功能的提高。如饮食缺碘，可使甲状腺功能不足，引起疾病。

（2）制定和执行合理的生活制度。根据学前儿童身心特点合理安排一日

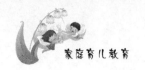
生活，可以使学前儿童的生活丰富多彩，劳逸结合，能有效地促进学前儿童内分泌系统的正常发育。

第九节　感觉器官

一、视觉器官——眼

（一）眼睛的结构和功能

"眼睛是心灵的窗户"，这是我们常说的一句话。眼睛能体现一个人的精神状态，能反映人的心情。眼睛由眼球和附属物两部分组成。附属物包括眉、眼睑、睫毛、泪腺、结膜、动眼肌和眼眶等，其中眉、眼睑、睫毛能保护眼球；泪腺能分泌泪液，使眼球经常保持湿润；结膜覆盖在眼睑内面和巩膜上；动眼肌可使眼球在眼窝里转动。眼球是眼的主要部分。眼球可分为眼球壁和内容物两部分。

1. 眼球壁的结构

眼球壁分三层，由外膜、中膜和内膜构成。

（1）外膜（纤维膜：角膜、巩膜）：由致密结缔组织构成，厚而坚韧，有维持眼球外形和容纳保护球内容物的作用。外层的前1/6为角膜，透明，含有丰富的感觉神经末梢，感觉敏锐。外层的后5/6为巩膜，比较厚，乳白色，坚韧而不透明，俗称白眼珠。

（2）中膜（血管膜：脉络膜、睫状体、虹膜）：它含有丰富的血管和色素。由后向前可以分为脉络膜、睫状体和虹膜。中层的后2/3为脉络膜，内含丰富的血管和色素，呈棕黑色，主要是提供眼球营养和防止光线的散射，有形成暗室的作用。脉络膜前缘增厚的部分叫睫状体，睫状体内含有丰富的平滑肌，睫状体借悬韧带跟晶状体相连。睫状体向前是环形的虹膜，呈棕黑色，中央有圆形的瞳孔，是光线进入眼球的通路。虹膜呈环圆形，由环形肌和放射肌组成，在光的刺激下发生反应，使瞳孔扩大或缩小，调节进入眼球的光线。光照下瞳孔缩小，称对光的反射。

（3）内膜（视网膜）：可以感受光线的刺激。神经冲动沿视神经到达大脑皮层视区，经过视区的综合、分析，呈现在视网膜上的倒像变成正像，产生视觉。视网膜是眼球壁的最内层，是视觉器官最重要的部分。视网膜上有无数感光的神经细胞，能接收光的刺激，并形成物像。视锥细胞能接收强光和色光的刺激，辨色能力发生障碍时称为"色盲"；视杆细胞主要在弱光下起作用，视杆细胞中含有一种感光的色素叫视紫红质。维生素A与视紫红质的合成有关，如果人体缺乏维生素A，视紫红质合成不足，在弱光下看不清东西，即"夜盲症"。视网膜的神经细胞发出神经纤维，这些神经纤维向眼球后部集中，形成视神经，视神经从眼球后端穿出，此处没有感光细胞称为盲点。视网膜后部中心称为黄斑，是视觉最敏感的地方。

2. 眼的内容物

内容物是眼内透光的物质，包括房水、晶状体、玻璃体，这些物质均透明，和角膜共同构成眼球的折光系统。房水由睫状体产生，有营养角膜、晶状体及玻璃体，维持眼压的作用。如果房水过多，眼内压力就会升高，则导致"青光眼"。晶状体为富有弹性的透明体，形如双凸透镜，位于虹膜之后、玻璃体之前。晶状体随年龄增长，晶状体质地变硬，弹性减弱，调节力减退，呈现老视（老花眼）。如果正常的晶状体变浑浊称为"白内障"。玻璃体为透明的胶质体，充满眼球后4/5的空腔内，主要成分为水。前面有一凹面称为玻璃体凹，以容纳晶状体，其余部分与视网膜和睫状体相贴。玻璃体有屈光作用，也起支撑视网膜的作用，无再生能力。

（二）视觉的形成

当外界的物体反射进眼球的光线，经过角膜、房水、晶状体、玻璃体就在视网膜上形成一个物象，物象刺激视网膜上的感光细胞，这些细胞发生兴奋，沿视神经传入大脑皮层的视觉中枢，就产生了看见物象的视觉。

立体视觉：我们人类的眼睛具有适应立体环境的功能，即三维立体视觉，这是人的一种高级功能。立体视觉是怎样产生的呢？当我们用两只眼睛注视同一景物时，两眼的视轴是两条平行线，由于两眼是从两个不同的位置"扫描"

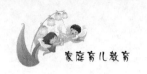
的，被注视的景物在两眼的视网膜上所形成的物象就有了微小的水平偏差，即视差。当前后、上下、左右三维空间的视差综合在一起时，立体视觉便产生了。

（三）屈光不正

眼球的折光系统（角膜、防水、晶状体、玻璃体等）和感光系统（视网膜）是保证人们获得正常视功能的两个重要的部分。眼睛要看清东西，外界物体的平行光线，经过眼球折光系统的作用，物像必须恰好聚焦在视网膜上，如果物象落在视网膜之前或之后，视物就模糊，视力就不好，这就叫做屈光不正。屈光不正可以分为近视、远视、散光、老花眼等。

1. 近视

眼球的前后径过长或晶状体的曲度过大，远处物体反射的光线通过晶状体折射形成的物像就落在视网膜前方，因而看不清远处的物体。近视眼可以配戴适度的凹透镜片加以纠正。如果近视眼是由于视物距离过近，睫状肌紧张收缩，晶状体调节过度，久而久之，睫状肌持续紧张或痉挛，晶状体曲度增加而发生的近视。如果起初通过一段时间的修养能转为正常视力，则称为假性近视。否则就成为真性近视。

2. 远视

眼球的前后径过短或晶状体的弹性小，近处物体反射米的光线通过晶状体折射后，形成的物像就落在视网膜后方，因此看不清近处的物体。远视眼可以配戴适度的凸透镜片来纠正。

3. 散光

散光是指眼球表面，特别是角膜面各子午线的屈光力不同，某一方向的屈光力较另一方向强或弱，使视网膜上的成像不在同一面上。散光有近视散光和远视散光之分。

（四）学前儿童眼睛的特点

（1）眼球的前后距离较短，5 岁以前可以有生理性远视。1～3 岁是眼球发育的快速增长期，以后增长速度缓慢。约 14 岁时，儿童眼球的前后轴与垂直轴相近，眼球呈球形。因此，学前儿童可因眼球前后轴较短而产生生理性远视，随着眼的发育，远视逐渐成为正常视力。

（2）晶状体有较好的弹性。学前儿童眼的晶状体弹性较大，调节能力强，近点距离（使用最大调节时能看清最近一点细小对象的眼物距离）很近。因此，当物体距眼球很近，甚至只有5厘米的情况下仍能看清。但是，如果视物距离过近，睫状肌紧张收缩，晶状体调节过度，久而久之，睫状肌持续紧张或痉挛，晶状体凸度增加而发生调节性近视（假性近视）。

（3）易出现弱视和斜视。儿童出生时因缺乏双眼单视功能，可能有暂时性的斜视，一般在6个月时可以发育良好，5~6岁时，双眼单视功能发育良好。由于种种原因（如斜视、双眼层光度不正或屈光参差过大等）所造成的弱视，会使儿童不仅不具备正常的视力，而且无双眼单视能力和立体视觉。在学前期应定期检查视力，及时发现弱视，及时给予治疗。

（五）学前儿童眼的保育要点

（1）教育小儿养成良好的用眼习惯。不让幼儿在阳光直射或过暗处看书；不躺着看书；不在走路或乘车时看书；集中用眼一段时间后，应望远或去户外活动，以消除视疲劳；看书、写字、看电视的时间，不宜过长。如看电视的时间1~2岁不超过半小时，3~7岁不超过1小时，7岁以后也不宜看太长时间，而且看电视时，应与电视机保持1.5~2米的距离。看书时坐姿要端正，注意高度的比例要合理，眼睛与书本保持1尺的距离，不要在走路、乘车时看书或躺着看书。给幼儿阅读的书字迹和画面要清晰易辨。电脑也不要超过1小时。此外，看书与体力活动要交替进行，使眼得到适当的休息。幼儿上课时的座位要隔一段时间进行一次调换，以防斜视。

（2）为学前儿童提供良好的采光环境、适宜的读物和教具。学前儿童活动时的光线要适中，当幼儿画画、写字、阅读时，光线应来自左上方，以免造成暗影。学前儿童读物，字体宜大，字迹、图案应清晰；教具大小适中，颜色鲜艳，画面清楚。

（3）注意眼的安全与卫生。教育学前儿童不玩有可能伤害眼睛的危险物品，如弹弓、竹签、小刀、剪子等。不放鞭炮，不洒沙子；培养幼儿不用手揉

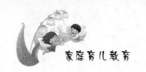
眼，自己的手绢、毛巾等要专用，手绢要常洗，并且保持清洁，保教人员要定期将这些物品消毒；教会孩子最好用流动的水洗手、洗脸，以防眼病。

（4）定期检查学前儿童的视力。要定期检查学前儿童的视力，以便及时发现，及时矫治。幼儿期是视觉发育的关键时期和可塑阶段，也是预防和治疗视觉异常的最佳年龄。

（5）教师要通过各种活动培养和发展幼儿的辨色力（先天的色盲包括：全色盲、红绿色盲等）。颜色鲜艳的玩具、教具，可以使学前儿童色觉得到发展。因此，应组织学前儿童进行辨认颜色的活动，使学前儿童会区别近似的颜色并说明它们的名称。

（6）注意营养和保证充足睡眠和休息，经常参加体育锻炼。学前儿童的饮食中要注意供给充足的维生素 A、胡萝卜素、钙等营养素。

二、听觉器官——耳

（一）耳的结构及主要功能

耳由外耳、中耳和内耳三部分组成。外耳和中耳是声波的传导装置，内耳是位听觉器官的主要部分。

1. 外耳

外耳包括耳廓和外耳道，分别有收集声波、使外界声波传入的作用。耳廓由软骨作支架，外层是皮肤，有丰富的血管和神经。耳廓有收集声波的作用。外耳道由外 1/3 的软骨组织和内 2/3 骨质构成，约长 3 厘米，软骨部位的皮肤上有耳毛、皮脂腺、汗腺和耵聍腺。耵聍腺分泌一种黄褐色黏稠物叫耵聍，具有保护外耳道皮肤及黏附灰尘、小虫等异物的作用。外耳道是外界声波传入中耳的通道。

2. 中耳

中耳由鼓膜、鼓室和三块听小骨组成。其中骨膜产生振动，经三块听小骨传导内耳，而鼓室能保持室内外空气压力平衡，使鼓膜正常振动。鼓膜在外耳道底部，是一椭圆形半透明的薄膜。鼓膜弹性强，质地坚韧。在声波的作用下能产生振动。鼓膜内方式一个小腔叫鼓室，室内有三块相互连接的听小鼓

（锤骨、砧骨、镫骨）。这些听小鼓外接骨膜，内连内耳。声波引起鼓膜振动，经三块听小骨传导内耳。咽鼓管是鼓室通向鼻咽部的一条小管。咽鼓管在鼻咽部的开口平时是关闭的，仅在吞咽或打哈欠时才开放。让空气进入鼓室，调节鼓室的气压，使之与大气压平衡，鼓膜两侧的压力相等，才能正常地振动。乘坐飞机上升或下降时，气压急剧降低或升高，因咽鼓管未开，会使鼓膜外突或内陷而产生耳痛或耳闷感。如主动做吞咽动作以开放咽鼓管，平衡鼓膜内外的气压，可使上述症状得到缓解。

3. 内耳

内耳由半规管、前庭、耳蜗三部分组成。其中，半规管可以感受旋转的刺激，前庭有感受头部位置变动的感受器，它们受刺激产生的兴奋由神经传入脑，通过反射来维持身体的平衡。耳蜗内则有听觉感受器与听神经末梢相连接。

（二）听觉的形成

外界的声波经外耳道传到鼓膜，引起鼓膜震动。鼓膜的振动由三块听小鼓传到内耳，刺激耳蜗内听觉感受器发生兴奋，兴奋沿听神经传到大脑皮质的听觉中枢，形成听觉。

（三）学前儿童耳的特点

（1）孩子耳廓皮下组织少，血液循环差，易生冻疮。

（2）外耳道狭窄，外耳道壁骨化未完成，易生疖。婴幼儿的外耳道比较狭窄，鼓膜较厚，他们的耳正在发育过程中。5 岁前，外耳道壁还未完全骨化和愈合，因此一旦感染，容易扩散到附近的组织与器官，这个过程一直到 10 岁外耳道壁才能骨化完成。12 岁听觉器官才能发育完全。学前儿童外耳道感觉神经末梢丰富，皮肤和鼓膜相贴甚紧，外耳道炎性肿胀会引起剧痛。

（3）咽鼓管比较短，管腔粗，位置平直，倾斜度小，易患急性化脓性中耳炎。咽鼓管是由鼓室前壁通过鼻咽部侧壁的管道，学前儿童咽鼓管的两个开口（鼓室的和咽口的）几乎在同一平面上，咽部感染后，病原体容易自鼻咽部沿咽鼓管侵入鼓室，引起中耳炎。

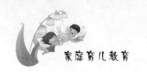

（4）耳蜗的感受性较强，对噪声更敏感。学前儿童基膜纤维的感受能力较成人强，所以学前儿童听觉比成人敏锐，60 分贝的声音会影响其睡眠和休息。有时，我们可能不太注意。如果长时间处在这样的噪声中，尤其是 80 分贝以上的噪声环境，会使人睡眠不足、烦躁不安、消化不良、记忆力减退以及听觉迟钝。而孩子对声音更敏感，所以，为了孩子的健康，远离噪声。这涉及用耳卫生问题，我们接下来会讲到。

（四）学前儿童耳的卫生

（1）禁止用锐利的工具给幼儿挖耳，以免损伤鼓膜和外耳道。挖耳可能会引起外耳道感染，容易划破鼓膜。这样不仅引起剧痛，还可能造成听觉障碍，甚至会引起脑部的炎症。在正常情况下，耳中的耵聍即耳屎会随着运动、侧身睡、打喷嚏等掉出来。但如果耳屎分泌过多，凝结成块，阻塞外耳道，会发生耵聍栓塞，可请医师取出，不然会影响听力。

（2）做好中耳炎的预防工作。首先，教会孩子用正确的方法擤鼻涕。感冒时，要学会正确擤鼻涕的方法，不要用力，以免引起中耳炎。其次，洗头、洗澡、游泳时要防止污水进入外耳道。不洁的水进入外耳道要及时清理干净，以免引起外耳道炎症。

（3）避免噪声的影响。噪声是指使人感到吵闹或为人所不需要的声音，它是一种环境污染，会影响学前儿童听力的发展。要防止噪声，噪声不但刺激神经，还会影响听力。成人与幼儿说话的声音要适当，不要大声叫嚷，同时要教育幼儿小声说话，用自然声音唱歌。教育学前儿童听到过大声音应捂耳或张口，预防强音震破鼓膜，影响听力。

（4）避免药物的影响。一些耳毒性抗生素如链霉素、卡那霉素、庆大霉素等会损害耳蜗，可致感音性耳聋。

（5）教师还要注意发展儿童听觉。尽管学前儿童的听觉较敏锐，但由于知识经验的贫乏，不能较好地分辨声音。因此经常组织学前儿童欣赏音乐、唱歌等活动，培养学前儿童的节奏感，丰富幼儿的想象力；引导学前儿童留心辨别各种细微和复杂的声音，如刮风、鸟叫等，这都能促进幼儿听觉的分化，从而有利于整个神经系统的发育。

三、身兼数职的皮肤

（一）皮肤的构造及功能

1. 皮肤的构造

皮肤由表皮、真皮和皮下组织三层构成，还有毛发、汗腺、皮脂腺、指（趾）甲等附属物。

（1）表皮。表皮是皮肤的最表层。表皮的最外层是角质层，表皮细胞不断地衰亡、角化和脱落成为皮屑。表皮的最内层是生发层。生发层的细胞具有很强的增殖能力，增生的细胞逐渐向表层推移，形成表皮的各层细胞。生发层内有黑色素细胞，能产生黑色素。黑色素含量的多少，决定皮肤颜色的深浅。经常受日光照射的皮肤，黑色素会增加。

（2）真皮。表皮之下为真皮。真皮比表皮厚，由致密结缔组织构成，真皮内含有丰富的血管、淋巴管和神经。

（3）皮下组织。真皮下为皮下组织，其主要成分为脂肪组织。皮下脂肪的厚度随年龄、性别及身体部位的不同而有很大差异。

（4）皮肤附属物情况。毛发：人除了手掌和脚底外，一般都有毛发，具有保护作用。汗腺：位于真皮深部，可分泌汗液。皮脂腺：开口于毛囊，有脂滴经毛囊排出，称为皮脂。

2. 皮肤的生理功能

皮肤覆盖全身，保护机体免受外界直接刺激，并参与体温调节、分泌排泄、感觉、呼吸等生理功能。我们可以具体概括为：

（1）感觉作用：皮肤的真皮中有丰富的感觉神经末梢，能感受触、痛、冷、热、压、痒等刺激。

（2）代谢作用：皮肤中 7 - 脱氢胆固醇在阳光紫外线的作用下，可转化成维生素 D_3。

（3）保护机体：皮肤有保护身体内部使之不受外来刺激、损害的作用，是保护人体的一道防线。皮肤的结构坚韧、柔软、富于弹性，能防御和缓冲外力打击、摩擦和挤压等机械性损伤。皮肤可以形成某些具有抗菌性作用的物

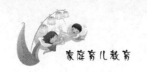
质，抑制和杀死细菌。同时，皮肤中的黑色素可以吸收阳光中的紫外线，可以避免紫外线穿透皮肤而损伤内部组织。

（4）分泌与排泄作用：皮脂腺分泌皮脂，能滋润皮肤和毛发。汗腺分泌的汗液中98%是水分，还有少量无机盐、尿素等废物，有些药物也经过汗液排泄。

（5）调节体温：汗液的排泄对体温调节起主要作用。体温过高时，皮下血管扩张，汗腺的分泌增多，可使体热散发；外界寒冷时，则血管收缩，汗腺分泌减少，可减少体热的散发以利于保持恒定的体温。此外皮下脂肪有保温的作用。

（6）吸收作用：某些物质可以通过外在的皮肤吸收，如脂溶性物质、酒精和溶解在其中的物质等。因此，外用药往往制成油膏或酊剂涂敷在皮肤上，治疗疾病。但是对于人体有害的某些物质如敌敌畏等有机磷农药，也可以通过皮肤进入人体而引起中毒。

3. 皮肤的散热方式

（1）辐射：当体温比气温高时，辐射是主要的散热方式，人体的热量以"红外线"的方式发射给其他物体。所以，当天热的时候，人越密集越热。

（2）传导：在人体与比其体温低的物体直接接触时，经传导，热量自人体传给低温物体。比如：冬季，在室外，我们触摸到的物体很凉，我们就会感到手越来越凉，像是物体吸走了我们体内的热量一样。

（3）对流：人体的热量随着空气的流动被带走。

（4）蒸发：从皮肤表面每蒸发1克汗液，约带走580卡❶热量，汗液的蒸发是一种重要的人体散热途径。当气温升到35℃时，几乎全要靠蒸发散热了。

（二）学前儿童皮肤的特点

（1）皮肤的保护功能差。新生儿皮肤的角质层由2~3层角化的细胞组成，彼此联系松弛，容易脱落；表皮的基底层发育旺盛，细胞增生快；表皮与真皮之间的基底膜发育不全，细嫩而松弛，其中的结缔组织和弹力纤维发育较差，因此，表皮与真皮的联系不紧密，表皮较易脱落。真皮的弹力组织、结缔组织发育不均衡、不成熟。随着年龄的增长，表皮和真皮的发育才逐渐完善。由此，婴幼儿皮肤的保护功能较差，对外界冲击的对抗能力较弱，容易受损伤和感染。

---

❶ 1 卡 = 1 卡路里 = 4. 186 焦耳

（2）皮肤调节体温的功能差。学前儿童皮肤中毛细血管丰富，血管管腔相对较大，每单位面积皮肤上的血流量较成人多，容易散热；且皮肤的表面积相对地大于成人，散热多，加上汗腺的发育不完善，神经对血管运动的调节不灵活，所以，学前儿童对外界环境温度的变化往往不能适应。环境温度过低，易受凉；环境温度过高，又易受热。这是婴幼儿易于患感冒的原因之一。

（3）皮肤的渗透作用强。学前儿童皮肤表皮薄嫩，血管丰富，有较高的吸收和通透能力。所以，应避免让儿童接触有毒物品或涂抹超浓度超量的药物，防止儿童机体受到损害。

（三）学前儿童皮肤的保育要点

（1）保持皮肤清洁卫生，培养学前儿童良好的卫生习惯。新生儿的皮肤细薄柔软，很容易损伤感染，因此，皮肤的清洁卫生特别重要。洗澡是清洁皮肤的好办法。洗澡前，要先准备好干净的衣物、尿布、大毛巾等。洗澡水温度在 37～38℃为好。在脐带脱落前可上半身、下半身分开洗。洗澡后用软毛巾轻轻擦干全身。

婴儿的衣服、尿布，都要选择质地柔软吸水性好、颜色浅淡的棉织品来做，这样可避免摩擦损伤和刺激皮肤。尿布要勤换，每次换尿布时应用清水洗涤臀部，保持干燥和清洁。

清洁皮肤对人体有保护作用。幼儿皮肤保护机能差，保持皮肤的清洁，可以提高它的保护机能。所以，每天应该用肥皂洗身体裸露部分，如脸、颈、手、耳等。每周需洗一次澡，再换内衣。夏天应增加洗澡换衣的次数。对于头发的清洁卫生也很重要，尤其在夏季，头上积聚的皮脂、汗液和尘埃更容易使细菌繁殖，所以每周至少应洗 2 次头发。在幼儿园里，教师应根据幼儿的年龄特点，培养勤洗的习惯，使幼儿养成保持清洁、脏了就洗的好习惯。

要勤剪指甲。因为指甲过长会影响触觉，指甲缝里也容易藏纳污垢和细菌，是消化道传染病的重要诱因。

（2）注意衣着卫生。对不同年龄的幼儿和不同季节，衣着卫生应有不用的要求。因为年龄越小，体温调节能力越差，因此，冬季应多穿些衣服，注意防寒保暖。夏天天气炎热，要注意防暑，不仅要少穿，还要注意内衣衣料要易于通风透气，最好用浅色棉布缝制。不用透气性、吸湿性差的料子，以免皮肤

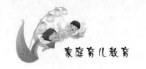

受排泄物的刺激而产生皮肤病。

（3）为保护幼儿的皮肤，不要用有刺激性的化妆品和肥皂。不要给幼儿戴耳环、烫发、涂口红等。

（4）经常组织幼儿进行户外锻炼，以接受阳光的照射和气温、气流的刺激；经常用冷水洗手、洗脸等，以增强全身抵抗力，提高耐寒和抗病能力。现在经常提到的就是"四浴"，即阳光浴、水浴、沙浴、空气浴等。多带孩子到户外活动，在锻炼身体的同时，可开发幼儿的创造力。

四、鼻、舌

（一）鼻

在鼻腔上部的鼻黏膜里，有嗅觉感受器，可以感受气味的刺激，产生兴奋，由嗅神经传入脑，引起嗅觉。幼儿对各种气味的辨别能力差，应通过各种活动引导幼儿辨别各种物质所散发出来的气味，这对辨别有害健康的食品和饮料来说有着一定的意义。

（二）舌

舌上的味觉感受器，即味蕾，它分布在舌的表面和舌的边缘舌乳头中，特别是舌尖和舌两侧。味蕾内含味觉细胞，可感受一些溶于水或唾液中的物质的刺激，产生兴奋，通过神经传入大脑皮质味觉中枢，产生味觉。

舌能辨别酸、甜、苦和咸四种基本味道。对甜味最敏感的是舌尖，对苦味最敏感的是舌根，对酸味最敏感的是舌两侧，对咸味最敏感的是舌尖和舌两侧。味觉对保证机体的营养和维持内部环境的恒定起着重要作用。

味觉与嗅觉密切相关。食物一方面以液体状态刺激味蕾，一方面以其气体状态刺激嗅觉细胞，形成复杂的滋味。患感冒时，鼻孔不通气，觉得吃东西没有滋味，是由于嗅细胞接触不到气味刺激的缘故。

小儿出生时已经能够辨别酸、甜、苦、咸。比如习惯吃母乳的小儿就不愿喝牛奶。在组织幼儿膳食时，应当注意供给多种味道的食物，从小培养幼儿不挑食的好习惯。

幼儿由于年龄小，缺乏知识经验，所以教师应引导他们观察周围的事物，充分利用他们的感觉器官眼、耳、鼻、舌、皮肤，让他们多看看，多听听，多闻闻，多摸摸，多动动，还可以多尝尝，让幼儿从实践中去感知周围的事物，促使其感觉器官的发育和功能的完善。

第十节　人体的总司令部——神经系统

一、神经系统的概述

（一）神经系统的基本构造和机能单位

神经系统的基本结构和功能单位是神经细胞，又称作是神经元。神经元是由细胞体和连接在细胞体上的突起两部分构成的，这两个突起叫突触。突触有两种，树突和轴突。树突一般较短，分支多，能接受刺激，并将刺激传向细胞体；轴突较细长，分支少，可将神经冲动从细胞体传出。突起又称神经纤维，许多神经纤维集合成为通常所说的神经（见下图）。

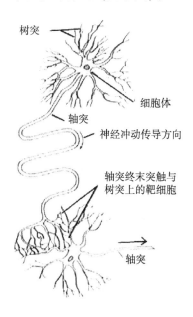

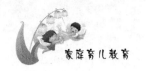
神经元的功能就是当它受到刺激后能产生兴奋，并把兴奋传导出去。当然，任何一项活动都不是由单个神经元来完成的，它需要数以万计的神经元一个一个地传导完成。

（二）神经系统的组成、结构和机能

神经系统是一个庞大的网络系统，它由中枢神经系统和周围神经系统两部分组成。中枢神经系统包括脑和脊髓，它们分别位于颅腔和椎管内；周围神经的一端同脑和脊髓相连，另一端通过各种末梢装置与身体其他器官、系统相联系。神经元的胞体具有整合信息的作用。大部分胞体集中于中枢神经系统，构成脑和脊髓。

1. 脊髓

脊髓位于脊柱的椎管内。脊髓呈圆柱状，上端与延髓相联，下端所处位置因年龄而异，成人平齐第一腰椎；胎儿时期占据椎管全长；新生儿下端平齐第三腰椎；4 岁平齐第一或第二腰椎。脊髓是中枢神经系统的低级部位，主要功能是反射和传导。

2. 脑

脑位于颅腔内。脑是神经中枢的高级部位，由大脑、小脑、间脑、脑干四部分组成，脑干又包括中脑、脑桥、延髓三部分。关于脑的结构，我们可以这样来记：延桥中间大小脑，即延脑、脑桥、中脑、间脑、大脑、小脑。

（1）大脑：大脑是中枢神经系统中最高级的部分，是进行思维和意识活动的器官，是调节人体活动的最高中枢。大脑表面覆盖着由灰质构成的大脑皮质，是信息整合的关键部位，平均厚度为 2～3 毫米。其主要活动过程是产生兴奋或抑制，基本的活动方式是反射。大脑由左、右两半球构成，约有 140 亿的神经元。左脑半球具有显意识功能，主要通过语言和逻辑来表达内心世界，负责理解文学语言以及数字计算，即体现我们常说的 IQ 智商；右脑半球具有潜意识功能，主要通过情感和形象来表达内心世界，负责鉴赏绘画、欣赏音乐、欣赏自然风光，凭直觉观察事物、把握整体等，体现 EQ 情商。人们还发现，大脑与人体存在着这样一种关系，即右脑与人左半身神经系统相连，支配着它的运动和知觉；而左脑恰恰相反，支配着右半身的运动和知觉。善于用右

手的人，其语言中枢往往在左脑半球。人的大脑右半球"掌管"直观思维，这种思维不需要语言参加。左脑半球"掌管"抽象概括思维，这种思维必须借助于语言或其他符号系统。

（2）小脑：小脑位于脑干的背侧、大脑的后下方。小脑通过一些神经纤维与脑干、脊髓相联系，其主要功能是维持身体平衡，协调肌肉运动。因此，小脑有病时，闭目直立就站不稳，走路时歪斜易倒，身体不能维持平衡，动作不准确，运动不协调，更不能完成精确的动作。

（3）间脑：位于中脑上方，大部分被大脑所覆盖，主要包括丘脑和下丘脑。丘脑能对传入的冲动进行较粗糙的分析、选择，是皮质下较高级的感觉中枢。来自全身的传入神经纤维，在到达丘脑以前已经交叉到对侧，所以一侧丘脑损伤时，对侧肢体将发生感觉障碍。下丘脑（丘脑下部）位于丘脑的前下方，是大脑皮质以下调节自主神经的较高级的中枢，调节内脏的活动，也是人体对环境刺激产生情绪性反应的高级调节部位，并对体温、物质代谢起调节作用。此外，下丘脑还控制脑垂体的内分泌活动，并通过脑垂体影响其他内分泌腺的分泌活动。

（4）脑干：位于大脑之下，包括中脑、脑桥和延髓。脑干的白质里有重要的上、下行神经传导的路径，它是大脑、小脑与脊髓相互联系的重要通路。这些传导径路受到损伤就会出现头颈、躯干、四肢的感觉和运动障碍。

2. 周围神经系统

周围神经系统包括 12 对脑神经、31 对脊神经和自主（植物）神经，它们把中枢神经与全身各器官联系起来。周围神经依据传导方向又可分为两类，即传入神经和传出神经。周围神经外表面有一层膜，叫做髓鞘，具有营养和绝缘作用。

（1）脑神经：脑神经共有 12 对，从脑出发，主要分布在头、面部各器官，其中迷走神经分布在胸、腹腔的内脏器官。

（2）脊神经：脊髓发出的脊神经由脊椎骨两侧的椎间孔传出，脊神经共31 对，分布于躯干和四肢，调节躯干和四肢的活动。

（3）自主神经（植物神经）：自主神经（植物神经）由脑和脊髓发出，分

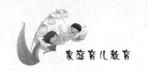

布在内脏器官和腺体上，支配内脏器官和腺体活动。其主要功能是在中枢神经的控制下，调节机体的呼吸、循环、分泌、排泄、生长和生殖等功能活动，并影响全身组织的新陈代谢。自主神经又可分为交感神经和副交感神经（又叫迷走神经）两大类。人体大部分的内脏器官都接受交感神经和副交感神经的双重支配，两者交互抑制，保证了器官的协调作用。

二、神经系统活动的方式

（一）神经系统活动的基本方式——反射

神经系统的基本活动方式是反射。反射是人体对外界和内部各种刺激发生的反应。完成反射活动的神经结构是反射弧。反射弧由感受器、传入神经、神经中枢、传出神经和效应器 5 个环节组成。

（二）高级神经（大脑皮质）活动的方式——条件反射

反射可以分为非条件反射和条件反射两种。非条件反射是机体先天形成的本能行为，是生来就有的，反射弧是固定的，反射比较恒定，是一种较低级的神经活动。如小儿生下来就会吸吮；食物进入口腔会引起唾液分泌。条件反射是后天获得的，在生活过程中通过一定条件形成的，是在非条件反射的基础上建立起来的，反射弧是不固定的、临时的，是一种高级神经活动。这种反射提高了动物和人适应环境的能力，一般认为，高等动物必须有大脑皮质参加才能实现各种条件反射。

三、大脑皮质活动的特性

（一）对侧支配

大脑的左右两半球各将人体相反一侧置于自己的管辖之下，具有对侧支配的特点。两半球通过胼胝体的沟通得以交流、协调合作，维持大脑正常的运转。

（二）倒立分布且皮质区面积与功能相关

躯体不同部位在皮质的代表区呈倒立分布，即皮质感觉运动区最上部支配下肢与躯干，中部支配上肢，最下部支配头、面部。并且皮质区的面积与功能相关，与运动及感觉的精细、准确程度成正比，不与肌肉的大小相一致。说明精细的运动感觉受大量皮质神经元控制。

（三）睡眠是大脑皮质的抑制过程

有规律的、充足的睡眠是生理上的需要。睡眠可以消除疲劳，使精力和体力得到休息和恢复。我们人体有四种基本生理需要，即吃、喝、睡、性。其中，睡眠可以使人们的精神和体力得到恢复。睡眠分快速动眼睡眠和非动眼睡眠两种。前者又叫浅层睡眠，后者又叫深层睡眠。处于快速动眼睡眠状态时，眼球呈快速转动状态，肌肉可以有小抽动，这时，人们往往处在梦境中。反之，在非动眼睡眠状态下，眼球不出现快速转动，也就不做梦。

（四）动力定型

条件反射的形成过程，是大脑皮质形成暂时神经联系的过程。若一系列的刺激总是按照一定的时间、一定的顺序先后出现，当重复多次后（强化），就会使这种模式在大脑皮质上"固定"下来，即再次出现就不用过脑子，直接就知道怎样去做。有了规律，每到一定时间大脑就自然地重现这一系列的活动，并提前做好准备，即所谓的"熟能生巧"。这种大脑皮质活动的特性就叫动力定型。建立动力定型以后，脑细胞能以最经济的消耗，收到最大的工作效果。现实中许多工作都是这样，干得久了，就能很熟练，有的人就会感觉"闭着眼睛就能做"。学习上多看多练，考试时就会游刃有余。

（五）优势原则

人们学习和工作的效率与大脑皮质区域是否处于"优势兴奋"状态有关。若有关的大脑皮质区域处于兴奋状态，人们的注意力会比较集中，理解力、创造力也会大大增强，思维非常活跃，从而提高学习或工作的效率。否则，效果不理想。兴趣能促使"优势兴奋"，人们对某事或某物感兴趣时，可以对其他无关的事物"视而不见""听而不闻"。

（六）镶嵌式活动原则

当人在从事一项活动时，只有相应区域的大脑皮质在工作（兴奋过程），

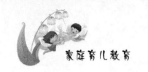
与这项活动无关的区域则处于休息（抑制过程）状态。随着工作性质的转换，工作区与休息区不断轮换。好比镶嵌在一块板上的许多小灯泡，忽闪忽灭，闪闪发光。这种"镶嵌式活动"方式，使大脑皮质的神经细胞能有劳有逸，以逸待劳，维持高效率。根据大脑皮质的这一原则，我们就能合理地安排学习、工作和生活，使各方面工作井然有序而又不易导致身体疲劳。比如，考试复习时，我们要文理搭配复习，先看一段时间文科，再看一段时间理科，避免长时间看一科，让大脑某区域过度疲劳，出现复习效果不好的弊端。

四、学前儿童神经系统的特点

（1）从出生到六岁，学前儿童脑的发育迅速，脑量增长迅速。6 岁时脑重已接近成人水平，有很大潜能，可接受适时适度的早期教育。

说明：胎儿期 3 个月时，胎儿的神经系统已基本成型。新生儿出生时，其脑重已达 350～380 克，占体重总数的 12%；1 岁时脑重约为 950 克；6 岁时脑重已达 1200～1300 克，是出生时的 3 倍还要多；而成人脑重为 1400～1500 克，约占整个体重的 2%。

脑的迅速发育可以从某种角度反映出学前期儿童具有很强的可塑性。而作为家长或教师，我们要把握好机会，对婴幼儿进行科学和及时的早期教育。以脑发育为基础，许多教育学家和心理学家通过研究和实验，发现在学前期有许多教育的关键期。比如，2～3 岁是儿童语言发展的关键期，此时的儿童变得特别喜欢说话，词汇量迅速增加。再如 1～3 岁是儿童动作发展的关键期，7 岁前是智力发展的关键期等。我们应针对这些关键期，对婴幼儿进行适时适度的早期教育引导，开发他们的潜能。

（2）中枢神经系统的发育顺序——先皮下，后皮质，随着年龄的增长，婴幼儿的神经系统逐渐髓鞘化。

大脑皮质的发育随年龄的增长而发育成熟的。出生时已经具有与成人相似的 6 层结构，但皮质的沟和回较成人浅，神经细胞体积小，神经纤维短、分支少，因此对外来刺激不能迅速而精确地进行传导和分化。3 岁左右大脑皮质细胞体积不断增大，8 岁时大脑皮质的发育基本接近成人。

髓鞘具有营养和绝缘作用，使信息传导准确迅速，就像电线的绝缘外皮一样，没有它就会"跑电""串电"。新生儿许多神经突触的外面还没有这层"绝缘外皮"，所以，在信息传导过程中，孩子的动作反应不能确定某一个部位，就会出现我们刚刚提到的全身扭动情况。随着年龄的增长，这种现象会逐渐好转，髓鞘逐渐形成，这种现象我们称为"髓鞘化"。周围神经的髓鞘化会使小孩子的动作更加迅速、准确，外力再次作用于机体某一部位时，不会再出现全身反应，能较为准确地确定具体受力部位。

（3）高级神经活动的特点：兴奋过程占优势，年龄越小，神经系统发育越不完善，需要睡眠时间越长；条件反射建立少；第一信号系统发育早于第二信号系统。

孩子在6岁前，大脑中的语言中枢还不成熟，也就是说，左脑还没有定型，这个时期的孩子，基本上是生活在形象世界即右脑世界里，用右脑观察和分析事物。学前儿童第一信号系统发育早于第二信号系统，容易对具体的、鲜明的、形象的事物感兴趣，并且注意力维持的时间相对较长。因此，幼儿的教育教学活动要以直观教学为主。

（4）脑细胞的耗氧量大。神经系统的耗氧量较其他系统高。在神经系统中，脑的耗氧量最高，幼儿脑的耗氧量为全身耗氧量的50%左右，而成人则为20%左右，因此学前儿童脑的血流量占心排血量的比例较成人大。学前儿童脑组织对缺氧十分敏感，对缺氧的耐受力也较差。所以，保持学前儿童生活环境空气清新对其神经系统的正常发育和良好功能状态的维持都很重要。

（5）可以利用的能量来源单一。有关研究证明，大脑活动所需要的能量只有糖提供，所以小儿膳食中要摄入足量的糖类。

五、学前儿童神经系统的保育要点

（1）制定和执行合理的生活制度，注意用脑卫生，创造良好的生活环境，适当安排幼儿教育教学时间、内容和方法。

幼儿园必须根据幼儿的生理特点，为不同年龄班安排好一天的活动时间和

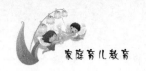

内容，让全体幼儿按时活动、休息、就餐和睡眠。注意动静交替，活动多样化，这样长期坚持下去，就会使幼儿大脑皮层形成一系列时间性的条件联系，使整个生活活动按照一定规律进行，以减轻神经系统的负担，促进神经系统的发育。

脑是人体的司令部，各项活动都离不开脑的调节，所以科学用脑，不仅可以提高学前儿童各项活动的效率，更能保护和促进学前儿童脑的发育完善成熟，开发智慧的潜能，培养良好习惯。

科学用脑的具体做法是：首先，利用"优势原则"让学前儿童兴趣盎然地投入他所从事的活动中；其次，利用"镶嵌式活动原则"，恰当安排学前儿童各项活动的时间、内容和方式，使学前儿童轻松地活动；再次根据"动力定型"妥善安排学前儿童一日生活各环节，建立起良好的生活节奏，保持良好的情绪。

（2）保证幼儿有充足的睡眠。充足的睡眠不仅能使神经系统、感觉器官和肌肉得到充分的休息。同时，睡眠时脑组织能量消耗减少，脑垂体分泌的生长激素也在睡眠时分泌，可以促进机体生长。学前儿童是生长发育的重要时期，因此要养成学前儿童按时睡眠的习惯，并保证睡眠的时间和质量。刚才我们已有很多论述，总之是要保证幼儿高质量睡眠，这里就不再多说了。

（3）保持室内空气新鲜。学前儿童对缺氧的耐受力不如成人，如果居室空气污浊，脑细胞受害首当其冲。所以学前儿童用房一定要定时通风，保证学前儿童脑力活动对氧的需要。

（4）提供合理营养。营养是大脑皮质和其他物质发育的物质基础。供给充足的营养，能促进脑的发育；而营养缺乏，尤其是对正直生长发育的脑有不良的影响。所以保证学前儿童合理膳食，饮食中要供给丰富的优质蛋白质、磷脂、维生素和无机盐等营养物质。

（5）积极开展体育锻炼。适当的体育锻炼，可以加强神经系统的调节作用，使大脑皮质的活动更迅速、更准确、更灵活。在从事各项锻炼活动时，各器官系统的生理活动密切配合，以适应机体的需要，这样就促进神经系统进一步完善，加强了对机体调节控制的能力，比如晨跑、打羽毛球、跳绳等。当然，剧烈活动时间不宜持续过长，以半小时左右为宜。

六、重视开发幼儿右脑

（一）重视婴幼儿右脑开发

我们为此概括为三个理由：

（1）开发右脑，能发展和扩大信息量，使幼儿学得更多。右脑的信息量储存能力比左脑大得多，尽量开发这一巨大宝藏，有利于我们获得更多的信息。

（2）开发右脑，能发展幼儿形象思维，使孩子学得更轻松。孩子的思维特点就是形象思维，而右脑正好是形象思维的再认和再现。孩子在六岁前大脑中的语言中枢即左脑还未发育成熟，右脑正好是立功的机会，所以开发右脑，能符合孩子的认知结构，使孩子学东西更快更好更轻松。

（3）开发右脑，能发挥孩子的创造潜力，使孩子更聪明。许多成功人士的智商不一定很高，但他们在右脑的帮助下取得了一定成绩，这说明开发右脑能让人更聪明。

（二）开发右脑的方式

（1）在活动过程中，使孩子经常保持良好的情绪和对活动的积极态度，这样能增进大脑活动，思维效果较好。

（2）根据孩子特点进行左侧肢体的锻炼，训练左手、左脚、左耳、左眼能力。

（3）形象化地学习语言，加强与人交流。

（4）引导幼儿进行形象判断，如堆砌各种积木或判断制定图形等。

（5）利用游戏形式教育孩子。

（6）利用音乐、美术等方式训练。

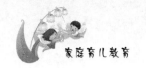

第十一节 人体的防御机构——免疫系统

一、免疫的概念

免疫是机体的一种保护性生理反应，其作用是识别和排除抗原性异物，以维持机体内环境的平衡和稳定。

二、免疫系统的组成

免疫系统是由淋巴器官（包括胸腺、淋巴结、脾及扁桃体）、淋巴组织、淋巴细胞以及巨噬细胞等组成的。淋巴细胞是免疫系统的基本成分，主要是 T 淋巴细胞和 B 淋巴细胞。T 淋巴细胞约占 75%，与细胞免疫有关。B 淋巴细胞占 10% ~ 15%，与体液免疫有关。

三、免疫系统的功能

免疫系统是人体的重要防御机构，它具有以下三种生理功能。

（一）防御功能

这是机体抵抗病原微生物感染的能力，即抗传染性的免疫，能消灭侵入人体的细菌、病毒、异物等，防止疾病的发生。

（二）稳定功能

这是及时清除人体代谢中衰老、死亡或损伤的细胞，以免它们妨碍正常的生理功能。例如，人体对衰老死亡的红细胞或白细胞的分解排除作用。

（三）监视功能

这是随时识别和清除体内突变产生的异常细胞的功能。机体内有些细胞可以自发突变，也可以受理化因素作用或受病毒感染等诱因发生突变，成为不正常的细胞。免疫监视功能将其识别、清除，以防发展成肿瘤或癌。

以上三种功能对维持机体的生命活动是不可缺少的。上述功能异常时，可使机体出现病理过程。例如防御机能过强，对进入体内的微生物、药物或花粉等发生强烈反应，就是变态反应，即过敏。再如免疫监视功能缺乏或过低，是肿瘤发病的原因之一。

四、免疫的种类

按免疫产生的方式可分为非特异性免疫和特异性免疫两大类。

非特异性免疫是生来就具有的免疫功能，是人类在种系的发育和进化中，长期同病原微生物斗争而逐渐建立起来的，不是专门针对某一病原微生物，而是对多种病原微生物都有防御作用。主要是靠机体组织、解剖结构以及正常的生理功能来体现的。比如，皮肤和黏膜有阻挡病原微生物侵入体内的屏障作用及白细胞、中性粒细胞等的吞噬作用等。

特异性免疫是个体在生活过程中，病原微生物等侵入人体后，激发人体产生的免疫能力，这种免疫作用有很强的针对性，也就是某种病原微生物所激发的免疫作用，只对这种微生物有效，对其他某种病原微生物则无效，所以称为特异性免疫。特异性免疫主要由淋巴器官和淋巴细胞所完成。比如，水痘、麻疹等疾病得过一次，不再得第二次，这是因为得过的孩子，他的体内产生了对水痘或麻疹的特异性免疫。我们不能靠得病之后再获得特异性免疫，所以，我们要通过预防接种来避免某些疾病的发生。

五、小儿免疫系统的特点

（一）非特异性免疫功能尚未完善

这是很明显的现象。孩子各系统正值发育完善过程中，功能不全，所以，这种先天的非特异性免疫功能很差。新生儿体内的非特异性免疫功能是从母体中获得的，母体状态对他有很大影响。至 6 个月左右，这种从母体获得的非特异性免疫功能就完全消失了，所以，大部分要从食物、饮料中获得。因此，成人要注意给孩子添加辅食以补充营养、提高免疫力。除了加强营养补充外，还要带孩子锻炼身体，从小培养他们良好的卫生习惯。

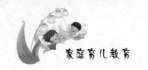

（二）容易得传染病

小孩子不但非特异性免疫功能差，特异性免疫功能更差，是传染病的的易感者，所以要给孩子接种许多疫苗。

第十二节 学前儿童身体生长发育的规律

一、生长发育的阶段

胎儿期是出生前的发育，除此外还有：

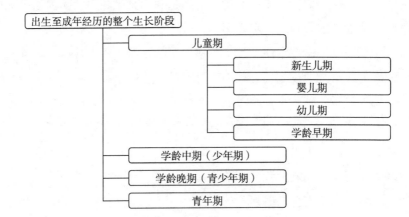

人体的生长发育同其他事物一样，也有自身的客观规律。

二、生长发育的规律

（一）生长发育既有连续性又有阶段性

人体生长发育是一个连续的、统一的和完整的过程，但是生长发育的速度在各个年龄阶段并非一致，而是时快、时慢，呈现出明显的阶段性。

在从卵细胞受精到人的发育成熟，长达 20 年左右的连续的过程中，量变和质变经常同时进行，但是各有一定的缓急阶段。当由不显著的、细小的量变到显著的质变时，即形成生长发育的不同阶段。每一阶段都有其独特的区别与其他阶段的特点，前后阶段又相互衔接，前一个阶段为后一阶段的发展打下基础，任何一个阶段的发育受到障碍都会对后一阶段的发育产生不良的影响。

从动作上看首先是头部的运动（抬头、转头），之后发展到上肢（取物），再发展到躯干的活动，达到两腿站立及行走。从上肢动作的发展来看，最初，上肢只会无意识地乱动，手几乎不起任何作用，然后学会大把抓，最后才学会用拇指和食指拿细小物件。可见生长发育是连续的，同时也表现出阶段性。

（二）生长发育的速度是波浪式的

人的一生中，新陈代谢从来就没有停止过，直到生命结束的那一刻。而这个速度并不是均衡、匀速的，而是上下起伏不定的，呈波浪式的，有时快些、有时慢些。

胎儿期和初生后的头两年以及以后的青春期，是人生长发育的迅速时期，即高峰期。除此以外的各年龄段，人体的生长发育速度则相对比较缓慢。

比如身高，孩子初生时一般55厘米长，到1岁时达到75厘米，青春期一年平均长高3~5厘米。其他如体重，也是如此。

人体各部的长、围、宽度的生长发育在快速增长时期的开始、高峰和结束的不同阶段不仅有早晚之分，而且有一定的先后顺序。

从妊娠到出生，头颅生长最快。从出生到1岁，躯干生长最快，为这一时期增长总长度的60%。胎儿从一个特大的头颅（占全身长度的1/2）、较长的躯干及短小的双腿发育为儿童期身体各部较匀称的比例，表现为头尾发展规律。从出生到成人的发展发育过程中，头只长了1倍多，躯干增长了2倍，上肢增长了3倍，下肢增长了4倍。

（三）身体各系统的发育不均衡，但又是统一协调的

人体是统一完整的机体，人体各部的生长发育不是均衡一致的。儿童身高、体重的增长，身体各部分比例的变化以及各器官系统的发育，都是不均衡的。身高、体重的增长在各年龄阶段不是直线上升的，而是呈波浪式的，是不等速的，有时快些，有时慢些。

除了生长外，身体各部分的发育也是不均衡的。例如，头与身长比例，新

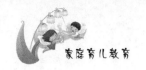

生儿的头占身长的1/4，2岁时占1/5，6岁时占1/6，12岁时占1/7，而成人占1/8。如果按增长的倍数来看，头增长约为原来的2倍，躯干增长速度和比例变化是不均衡的。

此外，人体各系统的生长发育也是不均衡的，有四种不同的发育趋势。神经系统发育最早，儿童在6岁时脑重已达成人的90%；肌肉、骨骼和一般内脏器官的发育趋势和身长、体重的增长规律相似，也呈波浪式；淋巴系统的发育也比较早，到10岁以后就逐渐退化；而生殖系统的发育，在出生头10年里几乎没什么发育，到青春期迅速发育，并很快到达成人水平。

正是这种生长发育的不均衡性，才使圆形的受精卵分化发育成为胎儿，经过新生儿、婴儿、幼儿、儿童、青少年等阶段，发育成为长、围、宽、厚、重量不同、形态各异的人体各部分，最终成了成年人的体型。成年人的体型虽然是在儿童体型的基础上发展而来的，但是绝对不是儿童体型的简单放大，人的体型是随年龄的增长而发生变化的。这就体现了生长发育的相互关联性。

身体各系统器官的发育不是孤立的，人体是一个完整的统一体，整个人体的生长发育过程是在神经系统和外界环境相互作用下进行的，因此，各个系统的发育是彼此密切相关联的，某一器官的发育可以促进另一器官的发育。如学前儿童适宜的体育锻炼，不仅会促进儿童骨骼肌肉的发育，而且会促进儿童心脏和呼吸器官机能的成熟，并有利于神经系统的发育；而肌肉、骨骼的发育又为锻炼提供更有利的条件，从而促进儿童整个身体的健康。

另外，学前儿童身体和心理的发育是密切联系的。一切生理的发育是心理发育的基础，而心理发育也同样影响生理功能。比如，情绪影响生理机能的正常发挥；而生理上的缺陷，又可以引起生物体心理上的不正常发展。

（四）每个儿童的生长发育有他自己的特点

在正常的个体之间，生长发育存在着很大的差异，这种差异通常反映在生长类型、性别和成熟类型等方面。

在个体之间，生长类型上的差异明显地反映在身体生长发育的各项指标上。以儿童每年体重的增加为例，在早期，个体间差异可能并不很大，随着年龄的增加，体重的获得可出现离散现象，表明了体重的测量值和生长发育的速度在儿童之间可出现很大的差异。对于大部分儿童，不只是体重的获得，身体的其他许多发育指标的测量值和生长速度也有类似的情况。

生长发育的性别差异主要是由人体的内因造成的，它比种族和地区差异更为明显和稳定。据我国有关儿童体格发育的调查资料，儿童的体重、身高、胸围、头围、坐高、臂围等各项发育指标的平均测量值，无论是在城市还是在农村，都是男性儿童大于女性儿童。这种差异在儿童早期很小，随着年龄的增长而渐趋明显。

同年龄儿童的发育和成熟程度不尽相同，有的儿童较早地发育和成熟，有的儿童则较晚地发育和成熟。一般而言，在学龄前的个体儿童之间，成熟类型之间的差异表现很不明显。到了青春发育期，女性儿童比男性儿童早两年进入青春期的突增阶段。

幼儿在生长发育过程中，会受到先天遗传和后天环境中各种因素的作用和影响，我们这节课就来总结一下影响幼儿生长发育的因素。

三、影响幼儿生长发育的因素

（1）遗传因素：心理学上一直有许多学者、专家们坚持着先天遗传决定论，认为父母的基因作用是决定孩子发展的唯一因素。与此相对应，还有环境决定论。认为环境是决定人口发展的唯一因素。其实，遗传在儿童生长发育中的作用，应当予以肯定。根据单卵双胎的研究，单卵双胎间身高的差别很小，头围测量值也很接近，说明骨骼等运动系统的发育受遗传因素影响较大。相反，体重却容易受环境因素的影响。

（2）性别因素：这种因素对于个体的生长发育起着重要作用。要关注这些内在的因素，注意舆论的导向，把内在的因素引向积极的方面。

（3）营养：儿童需要不断从外界摄取各种营养素，尤其是足够的热量、优质的蛋白质、各种维生素和矿物质等作为生长发育的物质基础，以保证同化过程超过异化过程，这样才能促进生长发育。现代生活条件越来越好，人们在吃喝方面花费得越来越多。营养方面的调配是人们应当注意的，对于孩子来说，营养更重要。但营养过剩也会导致肥胖，所以，我们应特别关注营养调

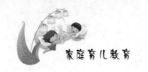

节、膳食的安排要得当。儿童营养调查资料证实，营养丰富而且平衡的膳食能促进生长发育；反之，营养缺乏的膳食不仅会影响发育，而且会导致疾病。长期营养不良，则会影响骨骼的增长，致使身材矮小。

（4）体育锻炼和劳动：能促进幼儿的生长发育。

（5）疾病：疾病严重影响婴幼儿的生长发育，尤其是一些慢性疾病，除了阻碍孩子的发育速度以外，还造成儿童心理的障碍。

（6）药物：误用药物可能会使幼儿生长发育受到负面影响，甚至会导致失聪、失明、丧命等严重后果。

（7）生活制度：曾经有位哲人说过，一个生活没有条理的人是搞不好工作的。其实，这句话并不过分，确实是这个样子。生活没有规律，不会有好的身体和好的环境，所干的事情成功的可能性会极低。从小就要培养孩子有良好的生活习惯，从一点一滴做起。

（8）社会因素的影响：主要是指一些大众传媒的影响。

（9）季节影响：从胎教学、育婴学角度来看，3、4、5月份出生的孩子身体健康比例大。

（10）其他：污染、噪声等。

第四章 学前儿童身体疾病及预防

第一节 疾病的基础知识及疾病的辨别

一、有关疾病的基本概念

（一）相关概念

疾病：是指一定原因造成的生命存在的一种状态，在这种状态下，人体的形态和功能发生一定的变化，正常的生命运动受到限制或破坏，或早或迟地表现出可觉察的症状，这种状态的结局可以康复（恢复正常）或长期残存，甚至导致死亡。

预后：我们把一些疾病的现象归纳起来，对创伤或疾病可能造成的后果能有所预测，这个预测称为预后。比如，某种疾病能否治愈，多久能治愈，会有什么后遗症，等等。当然，预后与伤病的种类、患者的身体状况、有无适当的治疗措施以及采取措施是否及时等条件有关。

（二）疾病的种类

疾病大致可分为两大类：

1. 生物病原体引起的疾病

就是我们常说的传染病，当传染病在人群中大量传播时，就会形成瘟疫，比如天花、鼠疫、脊髓灰质炎等。

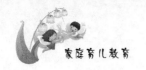

2. 非传染性疾病

此类疾病不是由病原体引起的，包括：①遗传病，由母体遗传给子代，如高血压、糖尿病等；②物理和化学损伤；③免疫源性疾病，如湿疹、支气管哮喘、风湿热及艾滋病等；④异常的细胞增长，包括各种肿瘤等；⑤代谢病和内分泌疾病；⑥营养性疾病，如锌缺乏症、维生素 A 缺乏症、肥胖症等；⑦心因性疾病等。

二、儿童生病的迹象

中医讲："小儿寒暖不能自调，乳食不知自节，极易外感六淫、内伤饮食而发病。一旦发病则表现为易寒易热、易虚易实，寒热虚实的变化比成人迅速而复杂。"也就是说，学前儿童抵抗力差，生活自理能力不强，容易生病且病情变化快。

小孩子生了病，不舒服，自己也说不清或说不全，全靠大人的细心观察。儿童在生病时会有一些异于平时的表现，如大小便异常、睡眠不安、发热等，这些都是儿童生病的迹象，成人应及时发现，予以重视，并及时送患儿就医。

（一）精神

健康孩子活泼好动，爱玩，对周围环境很感兴趣。孩子生病时，会出现没精神、烦躁不安、打蔫、哭闹等精神方面的异常。

（二）表情

健康的孩子眼神灵活，看上去挺有精神的。一般孩子生病时，眼神会呆滞、无表情，以此可以判断孩子生病了。

（三）脸色

健康孩子面色红润。如果苍白或蜡黄，缺少血色，常常是生病的迹象，特别有可能是营养不良性贫血。

（四）吃喝

一般表现为食欲不振，伴有恶心、呕吐等现象，也有的表现为异嗜癖或食欲亢进即"三多"症状（吃多、喝多、尿多）。

（五）大小便

表现为大小便次数和性质反常，包括便血、腹泻、便秘及颜色异常等。

（六）睡眠

孩子生病时通常表现为难以入睡或嗜睡（老睡不醒）及睡眠不安等症状。

（七）囟门

（1）前囟凹陷，可能因脱水而致；

（2）前囟鼓出，可能是脑膜炎、脑炎等疾病所致。

（八）体温

儿童的正常体温为 36～37.4℃，如果体温高于 37.5℃ 即为发烧，体温在 39℃ 以上为高烧。发烧是疾病最常见的症状，是机体的一种防御反应。体温升高可以促使体内抗体的生成，促进吞噬细胞的活动，有利于消灭细菌、病毒。但是发高烧会引起许多不舒服的感觉，使体内的物质消耗增加，心率加快，消化力减弱。因为神经系统发育不完善，高烧可能会引起抽风，因此应采取降温措施。可导致高烧的疾病有感冒、急性扁桃体炎、幼儿急疹、猩红热、流行性乙型脑炎、细菌性痢疾等。儿童一旦发烧，应结合其他症状表现来判断到底是何种病因所致，从而对症诊治。

（九）头痛

稍大一点儿的儿童会说头痛，婴儿头痛常表现为用手打头或频频摇头。

（十）呕吐及喷射性呕吐

胃肠炎等消化道疾病常伴有恶心、呕吐的症状，这种呕吐为普通呕吐，常常表现为上吐下泻。喷射性呕吐则是由于颅内压增高引起，不会感到恶心。

（十一）皮肤出血点

皮肤有出血点不同于一般充血的皮疹。用手压迫不退色为出血点，用手压迫后退色为充血的皮疹，常见于幼儿急诊、风疹等疾病。

三、症状的辨别

小儿患病，首先出现的是若干症状，因此，应了解一些症状的辨别要点，

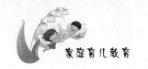

有助于初步判断疾病的轻重缓急。

（一）哭喊

哭是婴幼儿的本能，可能是疾病所致，也可能是生理需要。如果是非疾病所致，当然无大碍，但如果为疾病所致则须及时发现、检查与治疗。任何疾病但凡能引起小儿不适或疼痛的都可引起哭闹不安，以腹痛最为常见，其他还可能是神经系统疾病、佝偻病、婴儿湿疹等。

（二）食欲不振

造成这种症状的原因可能是精神因素，系强迫孩子多吃而致；也可能是饮食习惯不良；也有可能是疾病所致。要查明原因，对症下药。

（三）流涎

这是婴幼儿时期常见的一种症状。一般为生理上的正常反应，但有时也有可能是病理上的反应，比如患有口腔炎则使唾液增多而流涎；某些智力低下的儿童，口腔不能充分闭合，常垂涎于口外，称为"假性流涎"；患有脑炎后遗症等神经系统疾病时，吞咽障碍也可引起流涎。

（四）腹痛

腹痛时较大幼儿可以自诉，但诉说的部位和性质往往不准确。较小婴儿如果出现烦躁不安、剧烈或阵发性哭闹，两下肢蜷曲、面色苍白、出冷汗等症状，应考虑到是腹痛。不同部位的腹痛常常是由不同疾病所致，初步判断方法如下：

（1）上腹部正中：急性胃炎、急性胰腺炎等。

（2）右上腹部：胆管蛔虫、肝、胆疾病等。

（3）左上腹部：脾脏创伤等。

（4）脐周围：肠蛔虫症、急性肠炎等。

（5）右下腹部：急性阑尾炎等。

（6）左下腹部：痢疾等。

（7）腰部：肾盂肾炎等。

（五）呕吐

由于食管、胃或肠道呈逆流动，并伴有腹肌强力痉挛性收缩，迫使食管或胃内容物从口、鼻腔涌出，称为呕吐。

新生儿的消化道畸形、脑补产伤都会有呕吐的表现。在婴幼儿期，肥大性幽门狭窄或幽门痉挛可导致严重呕吐；各种感染，如咽炎、化脓性中耳炎、肺炎、化脓性脑膜炎均可有呕吐症状；肠套叠等消化道疾病也会出现呕吐，同时还伴有腹痛和血性黏液便。除此之外，其他呼吸道、泌尿道感染，以及中枢神经系统疾病，各种中毒，寄生虫所致的并发症均有呕吐症状。

（六）便秘

便秘是指大便干硬、量少，排便困难。小儿发生便秘可能是由于摄取的食物及水分不足、饮食成分不适当、排便习惯不良所致。此外，肠道畸形、肛周炎症、肛裂等肛肠类疾病，也会由于排便疼痛导致便秘。

（七）咳嗽

急慢性呼吸道感染，伴有呼吸道炎症的急性传染病，如麻疹、风疹、百日咳等疾病常有咳嗽的表现；此外，胸腔内炎症、邻近器官的压迫等也会导致咳嗽。另外，根据咳嗽的性质，可以进行疾病辨别：痉挛性咳嗽，应考虑百日咳；突然在进食或口中含有小物件的情况下，一阵呛咳，应考虑气管异物；犬吠样咳嗽，伴有呼吸困难，应考虑急性喉炎；咳嗽伴有哮喘，应考虑支气管哮喘。

（八）多汗

汗腺分泌过多，可因生理或病理因素引起。

生理性多汗可见于天气炎热、穿盖过多、剧烈运动等，出汗为机体调节体温的机制。由于代谢旺盛，在夜间睡眠中，小儿也可见汗珠沁出。

佝偻病、活动性结核病、风湿热、低血糖、汞中毒、铅中毒、有机磷中毒以及休克早期都可见多汗的表现。

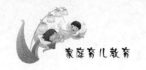

第二节　学前儿童身体常见疾病及预防

一、营养性疾病

（一）贫血

贫血是指单位容积血液中的红细胞数目和血红蛋白浓度都比正常值显著减少，或者两者之一显著减少。造成贫血的原因很多，包括造血不良、溶血性和失血性三类。其中，最常见的是营养性缺铁性贫血。

1. 缺铁性贫血

缺铁性贫血又称营养性小细胞性贫血，因体内缺铁，影响血红蛋白的合成所致。为小儿贫血中最为常见的一种，发病率较高。

1）病因

（1）先天储铁不足。胎儿于出生前的 3 个月，需要从母体获取较多的铁，储存于自身体内。正常足月新生儿，体内储存铁应在 250～300 毫克，如储存的铁量不足，在婴幼儿期容易出现缺铁性贫血。早产儿、双胎儿，先天储存的铁少，出生后生长发育迅速，容易将储存的铁用尽而出现贫血。

（2）铁摄入量不足。食物是摄入铁的主要来源，如果含铁食物摄入量不足，将导致缺铁性贫血。乳类含铁量偏低，不能满足婴儿的需求，若不及时添加含铁的辅食，很容易导致贫血。另外，学前儿童长期挑食、偏食，也是引发缺铁性贫血的重要原因。

（3）疾病的影响。某些疾病会导致缺铁性贫血的发生，例如长期腹泻导致铁的吸收发生障碍；肺炎、气管炎，可因消耗增多引起贫血；患肠道寄生虫病（如钩虫病），会导致儿童失血，从而发生贫血。

2）症状

（1）皮肤、黏膜、甲床等部位苍白。由于红细胞数量及血红蛋白含量低，使得小儿的皮肤（尤其是面部、手掌等部分）、黏膜（睑结膜、口腔黏膜等）、甲床等部位苍白。

（2）呼吸、脉搏加快，活动后较为明显。贫血可降低血液摄氧能力，使机体各器官、组织出现不同程度的缺氧。当从事运动时，由于能量消耗增加，氧的需要量也相应增加，这时机体血液供给不足，于是会出现呼吸急促、心跳过快等现象。

（3）食欲不振、恶心、腹胀等症状，少数有异食癖（喜欢吃土、煤渣等）。

（4）精神不振、注意力不集中，对周围环境的刺激不感兴趣，理解能力差，反应慢。

3）预防

（1）注意孕妇的营养。孕妇在妊娠后期，应多食含铁丰富的食物。

（2）合理安排儿童膳食。婴儿自出生满 3 个月后，应及时添加含铁丰富的辅食，如肝泥、肉糜等，也可使用铁强化食品。尤其是早产儿、双胎儿更应注意补铁。2 岁以后，儿童也应多使用含铁多的食物，如肝脏、动物血、瘦肉等。

（3）及时治疗各种疾病。如患有钩虫病应及时进行驱治疗。

2. 营养性巨幼细胞性贫血

营养性巨幼细胞性贫血是缺乏维生素 B12 或叶酸所致的一种大细胞性贫血。6 个月～2 岁的婴幼儿多见。常为母乳喂养而未添加辅食（尤其乳母长期素食或维生素吸收障碍）者、长期仅进食植物性食物或单纯羊奶喂养者。临床特点为贫血、神经精神症状、骨髓中出现巨幼红细胞，用维生素 B12 或叶酸治疗有效。

1）病因

维生素 B12 和叶酸都是细胞 DNA 合成所必须的物质，是重要的造血原料，缺乏这两种物质可引起贫血。同时维生素 B12 还参与神经髓鞘的合成，所以缺乏维生素 B12 还可以引起神经精神症状。

维生素 B12 主要存在于动物性食物中，故常见于素食母乳喂养或胃肠道吸收障碍的小儿。叶酸广泛存在于各种蔬菜水果中，羊奶中缺乏叶酸，故叶酸缺

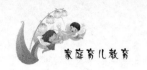

乏常见于仅以羊奶喂养或严重营养不良、肠道吸收障碍者。

2）症状

患儿皮肤呈蜡黄色，呈虚胖或颜面略浮肿。头发细黄、稀疏。可出现精神神经症状，与贫血程度不完全平行。维生素B12缺乏者出现神经系统症状和体征，如反应迟钝，少哭不笑，智力、运动发育落后甚至退步，严重时可出现神经器质性病变，如肢体不规则震颤、踝阵挛。叶酸缺乏不产生神经系统症状，但可出现神经精神异常，如烦躁、易怒。患儿常食欲不振、恶心、腹泻、腹胀、舌炎，可伴肝脾肿大。

3）预防

去除病因：如纠正患儿或乳母不良的饮食习惯，及时合理添加辅食。补充维生素B12和叶酸。

（二）佝偻病

佝偻病即维生素D缺乏性佝偻病，是由于婴幼儿体内维生素D不足，引起钙、磷代谢紊乱，产生的一种以骨骼病变为特征的全身、慢性、营养性疾病，是3岁以下小儿的常见病。近年来，在我国重度的佝偻病已经明显减少，但是轻度和中度的佝偻病仍很常见，影响着儿童的健康和正常生长发育。该病也被我国列为儿童保健中重点防治的"小儿四病"之一。

1. 病因

（1）日光照射不足。人体内所需的维生素D除一小部分由食物中摄取以外，主要由皮肤接受紫外线照射后产生。因此，接受日光照射不足将直接导致维生素D的缺乏。目前，由于城市生活中高大建筑阻挡日光照射，大气污染使得紫外线较弱；寒冷的冬季日照时间短，儿童没有充足时间的室外活动，或者室外活动时皮肤暴露少等原因，都可影响身体内维生素D的生成。

（2）生长过快。儿童在快速生长期，对维生素D需要较多，因此容易患佝偻病。尤其是早产儿、双胎儿先天储存在体内的钙较少，出生后发育较快，也易患此病。

（3）喂养不当。食物中维生素D过少或由于过多摄取含有草酸的食物，影响了钙的吸收，从而导致佝偻病。

（4）疾病的影响。如患慢性腹泻，肠管对钙、磷的吸收减少；胆道疾病和脂肪代谢障碍都会影响对维生素 D 的吸收。

2. 症状

（1）神经精神症状主要有烦躁、夜啼、多汗、摇头和枕后秃发等，这些是佝偻病的典型表现。

（2）大脑皮层功能异常，条件反射形成缓慢，理解力、记忆力差，语言发育迟缓。

（3）动作发育迟缓。由于全身肌肉韧带松弛，使小儿坐、立、走较正常小儿均晚。

（4）骨骼改变。头部症状如颅骨软化、方颅、前囟门晚闭；胸部症状如串珠肋、鸡胸、漏斗胸；四肢症状如 X 形腿、O 形腿、佝偻病手镯、脚镯、脊柱后凸或侧弯等。

3. 预防

（1）预防先天性佝偻病。胎儿与出生前的 3 个月内，要从食物中摄取大量的钙，供骨骼钙化。如果孕妈妈少见阳光，饮食中缺钙，胎儿出生后可能患有先天性佝偻病。因此，孕妈妈要经常晒太阳，吃含钙丰富的食物。

（2）提倡母乳喂养，及时添加辅食。母乳中钙、磷比例适宜，是理想的钙的来源，及时添加含钙丰富的食物如蛋黄、肝泥、菜泥等，可以提供一定量的维生素 D。

（3）保证充足日照时间。多带儿童到户外活动，多晒太阳，接受阳光中紫外线的照射。如果有充足的阳光照射，即使食物中缺少维生素 D 也不容易致病。应注意，普通的玻璃、衣服，能阻碍紫外线通过，因此，要让儿童多在户外活动，并尽量使阳光直射在皮肤上，但应避免在盛夏时节进行暴晒。

（4）补充维生素 D。北方地区冬季较长，日照不足，小儿满月以后可给予适量的维生素 D 制剂，以预防佝偻病。两岁以后，孩子生长速度减慢，又常在户外活动，就不必再服药了。即便曾患佝偻病，两岁以后一般佝偻病已经不再进展，虽有下肢弯曲、鸡胸等骨骼改变，大多为后遗症。

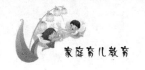
（三）肥胖症

肥胖症是一种热能代谢障碍，摄入热量超过消耗热能热量，引起体内脂肪积累过多。一般以体重超过按身高计算指标准体重的 20% 以上称为肥胖。近年来，随着生活水平的显著提高，儿童肥胖症的发病率有增加趋势。

肥胖除了使人行动笨拙、体型不美观外，还会影响到人体其他系统的健康。儿童期肥胖易导致扁平足，小儿肥胖还会造成高血脂症，成为动脉硬化的发病基础；肥胖继续发展，到成人后容易合并高血压、心脏病、糖尿病等疾病；肥胖还会带来各种心理问题，如因被人取笑或体育成绩不佳而导致有自卑心理。因此，了解肥胖症，预防肥胖是当前学前儿童保健的重要任务。

1. 病因

（1）进食过多、运动太少。儿童食量过大，或喜好高热量、高脂肪、高糖分的食物是导致单纯性肥胖的重要原因；同时，运动量太少，体能消耗不足也是导致肥胖的另一个重要原因。

（2）遗传因素。如果双亲肥胖，孩子非常容易肥胖。

（3）内分泌失调。内分泌功能异常使得人体代谢紊乱，也会导致肥胖。

（4）精神因素。儿童因精神受创伤或心理异常，可致食欲亢进而发生肥胖。

2. 症状

肥胖者的早期表现仅仅是体重增加、外形改变。不同类型的肥胖，脂肪分布也有所不同。随着肥胖程度的加重，可能渐渐出现各种临床异常的表现。一般而言可以分为三类：

（1）心理表现：肥胖者往往对自己的肥胖自惭形秽，甚至产生自我厌弃的感觉，因而可以导致焦虑、抑郁、负疚感等不良心态，甚至产生对他人的敌意。有些肥胖者的心理负担可能表现为某些躯体症状，如头痛、胃痛、失眠等等，但实际上他们并没有神经或身体上的疾病。

（2）躯体表现：如活动不便、气喘吁吁、肌肉疲乏、关节疼痛以及水肿等表现。

（3）并发症表现：不同的并发症有各自相应的临床表现。如合并糖尿病出现血糖升高，会有"三多一少"的症状，即多尿、多饮、多食以及体力和体重的下降。合并高血压时则自觉头痛、眩晕、心慌等。有痛风则感到关节，特别是足部关节疼痛等。肥胖患者合并冠心病可出现心慌、胸闷；情绪激动或劳累时，感到胸前区疼痛，左肩放射性麻木或疼痛；合并睡眠呼吸暂停低通气综合征肥胖患者出现睡眠时响亮而不均匀的呼噜声，睡眠过程出现呼吸暂停、睡眠时窒息感或反复夜间憋醒，导致晨起口干、头痛、头晕、睡觉不解乏；白天嗜睡、夜间睡眠不良、注意力不集中、记忆力减退等症状。

对于继发性肥胖患者，还可能出现引起肥胖的原发疾病的表现：

（1）皮质醇增多症：又叫库欣综合征，是由皮质醇分泌过多引起的。主要表现是向心性肥胖，也就是肥胖主要集中在躯干部位，而四肢的脂肪相对变少。除了满月脸、水牛背、锁骨上脂肪垫等向心性肥胖的表现外，皮质醇增多症的其他症状还有皮肤紫纹、多毛等。严重的还会有胰岛素抵抗、糖尿病、高血压和骨质疏松。这种疾病大多是由下丘脑、垂体或肾上腺肿瘤引起的。

（2）下丘脑性肥胖：由于下丘脑存在调节食欲的中枢，包括饿感中枢和饱感中枢，所以下丘脑的疾病可能影响这些中枢，从而导致多食性肥胖。引起下丘脑性肥胖的疾病可能有外伤、肿瘤、炎症或是颅内压增高对下丘脑的压迫等。下丘脑性肥胖往往伴有其他症状，如头痛、视力下降、发育迟缓、性功能减退、尿崩症、嗜睡以及行为改变等。

（3）多囊卵巢综合征：患有这种疾病的多为青年妇女，主要临床表现除了肥胖之外，还有多毛、月经稀发或闭经。患者的卵巢有许多闭锁卵泡，不能排卵。多囊卵巢综合征引起肥胖的机制还不清楚。

（4）甲状腺功能减退：也可以引起体重明显增加，然而值得注意的是，大部分病人体重增加的原因是由于水肿导致的组织间积水，只有少数是真正的脂肪增多。

（5）其他：肢端肥大症、假性甲状旁腺功能低减、性腺功能低减、胰岛素瘤等。然而必须强调的是，只有不到1%的肥胖是由内分泌疾病引起的。

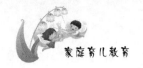

3. 预防

（1）适量进食。儿童应避免过度进食，特别避免过多进食碳水化合物和高糖、高盐、高脂肪食物，少吃"垃圾食品"，可多吃蔬菜水果。

（2）经常运动。

（四）营养不良

营养不良是由于能量和（或）蛋白质摄入不足，导致营养状况不佳或不能维持正常的生长发育，主要见于 3 岁以下婴幼儿。临床常见三种类型：以能量供应不足为主，表现为体重明显减轻、皮下脂肪减少者称为消瘦型；以蛋白质供应不足为主，表现为水肿的称为浮肿型；介于两者之间的消瘦—浮肿型。

1. 病因

（1）摄入不足。主要由以下因素引起：①食物供给不足。处于贫困地区，不能供给足够的食物以满足小儿生长发育所需的能量和营养物质。②喂养不当。生长发育期的小儿对营养素尤其是蛋白质的需要相对较多，喂养不当是导致营养不良的重要原因，如：母乳不足而未及时添加其他乳品；奶粉配制过稀；突然停奶而未及时添加乳品；长期以淀粉类食品（粥、米粉、奶糕）喂养等。③较大儿童的营养不良多为婴儿期营养不良的继续或因不良饮食习惯如偏食、挑食、吃零食过多、不吃早餐等引起。

（2）利用障碍。消化吸收障碍，如消化系统解剖或功能上的异常（包括唇裂、腭裂、幽门梗阻等）、迁延性腹泻、过敏性肠炎、肠吸收不良综合征等均可影响食物的消化和吸收。急、慢性传染病（如麻疹、伤寒、肝炎、结核）的恢复期、生长发育快速阶段等均可因需要量增多而造成营养相对缺乏；糖尿病、大量蛋白尿、发热性疾病、甲状腺功能亢进、恶性肿瘤等均可使营养素的消耗量增多而导致营养不足。

2. 症状

（1）消瘦型营养不良临床表现。多见于 1 岁以内婴儿，体重不增是营养不良的早期表现。之后，体重逐渐下降，患儿主要表现为消瘦，皮下脂肪逐渐减少以至消失、皮肤干燥、苍白、面部皮肤皱缩松弛、头发干枯、四肢或有挛缩。皮下脂肪层消耗的顺序首先是腹部，其次为躯干、臀部、四肢、最后为面颊。皮下脂肪层厚度是判断营养不良程度的重要指标之一。营养不良初期，身高不受影响，但随着病情加重，骨骼生长减慢，身高低于正常。轻度营养不良时精神状态正常，重度可有精神萎靡，反应差，体温偏低，脉细无力，无食欲，腹泻、便秘交替。合并血浆白蛋白明显下降时，或有凹陷性浮肿、皮肤发亮，严重时可破溃、感染形成慢性溃疡。重度营养不良或有重要脏器功能损害。

（2）水肿型营养不良临床表现。蛋白质严重缺乏所致水肿型营养不良，又称恶性营养不良病，可见于 1～3 岁幼儿。由于水肿，不能以体重来评估其营养状况。水肿或由足背的轻微凹陷到全身性，常伴肝大，毛发稀疏，易脱落。

（3）消瘦—水肿型营养不良临床表现，介于上述二型之间。

（4）常见的并发症。

① 营养性贫血，以小细胞低色素性贫血最为常见。贫血与缺乏铁、叶酸、维生素 B12、蛋白质等造血原料有关。

② 微量营养素缺乏营养不良，由于多种维生素缺乏，尤以脂溶性维生素 A、D 缺乏最为常见。在营养不良时，维生素 D 缺乏的症状不明显，在恢复期生长发育加快时症状比较突出。约有 3/4 的患儿伴有锌缺乏。

③ 感染，由于免疫功能低下，故易患各种感染，如反复呼吸道感染、鹅口疮、肺炎、结核病、中耳炎、尿路感染等；婴儿腹泻常迁延不愈，加重营养不良，形成恶性循环。

④ 自发性低血糖患儿可突然表现为面色灰白、神志不清、脉搏减慢、呼吸暂停、体温不升，但一般无抽搐。若不及时诊治，可因呼吸麻痹致死亡。

3. 预防

（1）合理喂养。提倡母乳喂养，对母乳不足或不宜母乳喂养者应及时给予指导，采用配方奶粉喂养，适宜添加辅助食品；纠正偏食、挑食、吃零食的不良习惯。小学生早餐要吃饱，午餐应保证供给足够的能量和蛋白质。

（2）合理安排生活作息制度。坚持户外活动，保证充足睡眠，纠正不良的卫生习惯。

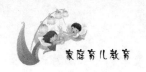
（3）防治传染病和先天畸形，按时进行预防接种；对患有唇裂、腭裂及幽门狭窄等先天畸形者应及时手术治疗。

（4）建立健全生长发育监测，定期进行体格检查、生长发育评估、营养状况评估，积极开展健康和营养教育，进行生长发育监测，指导辅食添加，将健康、营养、教育与社区医疗资源相结合，进行多层面、多角度的儿童健康体检。如发现体重增长缓慢或不增，应尽快查明原因，及时予以纠正。

二、消化系统疾病

（一）口腔黏膜疾病

1. 流涎

流涎亦称小儿流涎，是幼儿最常见的疾病之一。多见于 1 岁左右的婴儿，常发生于断奶前后，是一种以流口水较多为特征的病症。

1）病因

引起流涎的病因主要有生理和病理两方面。新生儿的唾液腺发育较差，唾液分泌少，口腔黏膜较干燥，到 3~4 个月时，唾液分泌开始增多，5~6 个月后显著增加。当小儿出牙时刺激三叉神经也使唾液分泌增多。而婴儿口腔浅，又不会及时吞咽过多的唾液，故发生流涎，此种情况属于生理现象，不是病态。随着年龄增长，口腔深度加深，婴儿能吞咽过多的唾液，流涎自然消失。当患口有腔黏膜炎症以及面部神经麻痹、脑炎后遗症等神经系统疾病时，因唾液分泌过多或吞咽障碍所致的流涎为病理现象，应治疗原发病。

2）症状

主要症状为流口水较多。

3）护理

（1）口水流得较多时，注意护理好婴儿口腔周围的皮肤，每天至少用清水清洗两遍。让婴儿的脸部、颈部保持干爽，避免患上湿疹。可在口唇周围涂上一些婴儿护肤霜。

（2）不要用较粗糙的手帕或毛巾在婴儿嘴边抹来抹去，以免损伤皮肤。

（3）为防止口水将颈前、胸上部衣服弄湿，可以给婴儿使用棉质的吸水性较强围嘴。

（4）在乳牙萌初期齿龈发痒、胀痛，口水增多，可给婴儿使用软硬适度的口咬胶；6个月以上的婴儿可啃食磨牙饼干，都能减少萌芽时牙龈的不适，还能刺激乳牙尽快萌出，减少流口水。

（5）如果皮肤已经出疹子或糜烂，最好去医院诊治。如果局部需要涂抹抗生素或止痒的药膏，擦药的时间最好在婴儿入睡时，以免不慎吃入口中，影响健康。

2. 鹅口疮

鹅口疮又名雪口病，由真菌感染引起的一种儿童常见的口腔疾病。患者以2岁内的婴幼儿最多见。

1）病因

本病是由白色念珠菌感染所引起。当婴儿营养不良或身体衰弱时容易发病。多见于新生儿、营养不良、腹泻、长期使用广谱抗生素或激素的患儿。

2）症状

（1）口腔黏膜出现乳白色、微高起斑膜，周围无炎症反应，形似奶块。无痛，擦去斑膜后，可见下方不出血的红色创面。斑膜面积大小不等，可出现在舌、颊、腭或唇内黏膜上。

（2）多发于颊、舌、软腭及口唇部的黏膜，白色的斑块不易用棉棒或湿纱布擦掉。

（3）在感染轻微时，白斑不易发现，也没有明显痛感或仅在进食时有痛苦表情。严重时宝宝会因疼痛而烦躁不安、胃口不佳、啼哭、哺乳困难，有时伴有轻度发热。

（4）受损的黏膜治疗不及时可不断扩大，蔓延到咽部、扁桃体、牙龈等，严重者可蔓延至食管、支气管，引起念珠菌性食管炎或肺念珠菌病，出现呼吸、吞咽困难。少数可并发慢性黏膜皮肤念珠菌病，影响终身免疫功能。

（二）腹泻

婴幼儿腹泻可分为感染性与非感染性两大类。

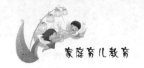

1. 病因

（1）非感染性腹泻。可因喂食不当引起，如进食量过大、食物不易消化可能引起腹泻；另外，腹部受凉或者吃冷食过多也可导致腹泻。

（2）急性感染性腹泻。急性感染性腹泻，即急性肠炎主要是因食物或盛放食物的器具被细菌、病毒或其他病原体污染而引起，这种腹泻所占比例较大。夏秋季，体内消化液的分泌减少，又容易吃过多生食，所以更容易发生腹泻。

2. 症状

病情较轻者，一日腹泻数次，体温、食欲均正常。病情较重者，一日可腹泻十几次或几十次，大便里水分多，尿量减少，可引起不同程度的脱水，如幼儿表现为眼窝凹陷、口唇干裂、精神极差，可判断为脱水，应立即就医。

另外，不同病原体引起的急性感染性腹泻也具有不同的症状。如轮状病毒引起的肠炎，起病急，多伴有上呼吸道感染，腹泻以淡色稀水样便为特征，无黏液，无腥臭；由大肠杆菌引起的肠炎，起病较慢，粪便呈水样，量多，黄色或黄绿色，有少许黏液，有腥臭味；沙门氏菌引起的感染，多以急性胃肠炎发病，起病后出现水样泻，粪便呈黄绿色，有恶臭，或表现为黏液便。

3. 护理

（1）调节饮食。腹泻时，幼儿消化能力降低，肠道有病变，若继续大量进食会加重肠胃负担，可使病情加重。所以，应减少食量，使肠胃得到休息，同时要进食易消化的食物。重症者，可适当减少进餐次数。腹泻减轻后，再慢慢恢复平时的饮食。

（2）注意腹部保暖。

（3）排便后用温水清洗肛门及臀部。

（4）隔离消毒。患儿所用的毛巾、便盆等器具要彻底消毒，以免造成交叉感染。

4. 预防

（1）提倡合理喂养。建议母乳喂养，避免在夏季断乳。给乳儿添加辅食要循序渐进，每次限一种。

（2）注意饮食卫生。保证食物的新鲜，生、熟食品应分开，做好器具消毒工作，注意饮水的消毒，保育人员和食堂工作人员要严格执行消毒常规并注意个人卫生。

（3）培养儿童卫生习惯，饭前便后要洗手。

（4）注意气候变化时的护理。合理增减衣物，夏季应多让儿童饮水。

（三）急性肠套叠

肠套叠是指一段肠管套入与其相连的肠腔内，并导致肠内容物通过障碍。急性肠套叠是婴儿期的一种特有疾病，以 4～10 个月婴儿多见，2 岁以后随年龄增长发病逐年减少。

1. 病因

小儿肠套叠，一般无明显原因，因而称为原发性肠套叠，但有研究指出其发生与婴儿期饮食改变以及病毒感染有关。

2. 症状

1）0～1 岁婴儿肠套叠的症状

（1）阵发性哭吵。突然出现阵发性有规律的哭闹，持续 10～20 分钟，伴有手足乱动、面色苍白、拒食、异常痛苦表现，然后有 5～10 分钟或更长时间的暂时安静，如此反复发作。

（2）呕吐。初为奶汁及乳块或其他食物，以后转为胆汁样物，1～2 天后转为带臭味的肠内容物，提示病情严重。

（3）腹部包块。在 2 次哭闹的间歇期检查腹部，可在右上腹肝下触及腊肠样、稍活动并有轻压痛的包块，右下腹一般有空虚感，肿块可沿结肠移动，严重者可在肛门指诊时，在直肠内触到子宫颈样肿物，即为套叠头部。

（4）果酱样血便。婴儿肠套叠发生血便者达 80% 以上。家长往往以血便为首要症状就诊，多在发病后 6～12 小时排血便，早者在发病后 3～4 小时即可出现，为稀薄黏液或胶冻样果酱色血便，数小时后可重复排出。

（5）全身状况。早期除面色苍白，烦躁不安外，营养状况良好。晚期患儿可有脱水，精神萎靡不振、嗜睡、反应迟钝。发生肠坏死时，有腹膜炎表现，可出现中毒性休克等症状。

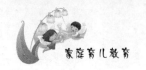

2）1岁以上儿童肠套叠的症状

1岁以上儿童肠套叠临床症状与婴儿肠套叠相比较，症状不典型。起病较为缓慢，多表现为不完全性肠梗阻，肠坏死发生时间相对比较晚。患儿也有阵发性腹痛，但发作间歇期较婴儿为长，呕吐较少见。据统计儿童肠套叠发生便血者只有40%左右，而且便血往往在套叠后几天才出现，或者仅在肛门指诊时指套上有少许血迹。儿童较合作时，腹部查体多能触及腊肠型包块。很少有严重脱水及休克表现。

3. 治疗

发现儿童具有以上症状应立即就医，采用空气灌肠复位法、钡液灌肠复位法或手术疗法进行治疗。

三、呼吸系统疾病

（一）常见呼吸系统疾病

1. 上呼吸道感染

1）普通感冒

（1）病因：感冒是由病毒引起的。气候突变，儿童受凉、受热，空气污浊，过于疲劳，贪食油腻厚味食物等，都容易使抵抗力下降，从而患感冒。

（2）症状：鼻塞、打喷嚏、流鼻涕、咽部不适、咳嗽、发热等症状，多数症状较轻；重者可出现高热、畏寒、头痛、乏力等症状，也有部分儿童伴有呕吐、腹泻等消化道症状。病程5～7天。

婴幼儿并发症较为多见，可引起中耳炎、副鼻窦炎、颈淋巴结炎、喉炎、气管炎、支气管炎、肺炎等。

2）急性咽炎

（1）病因：病毒或细菌感染。

（2）症状：咽痛并伴有吞咽困难，疼痛可放射至耳部，伴有头痛、呕吐、咳嗽，有扁桃体炎者可见扁桃体肿大。

3）急性喉炎

（1）病因：病毒或细菌感染。

（2）症状：发病急，症状重，可有不同程度的发热、声音嘶哑、犬吠样咳嗽。严重者面色苍白、心率加快、呼吸困难。一般白天症状较轻，入睡后因喉部肌肉松弛，分泌物滞留阻塞，导致夜间症状加剧。

2. 急性支气管炎

1）病因

病毒或细菌感染。

2）症状

大多数有上呼吸道感染症状，并伴有干咳，2～3天咳嗽逐渐加重，有痰声或咳出黄色浓痰。可伴有头疼、胸痛、呕吐、腹泻等症状，5～10天后可有好转。如未经有效治疗，可发展成为肺炎。

3. 肺炎

1）病因

肺炎双球菌、葡萄球菌、链球菌等细菌或呼吸道合胞病毒、流感病毒等病毒引起。

2）症状

发病前有上呼吸道感染症状，发生肺炎后，病情加重，如咳嗽加重有痰、呼吸加速，严重时面色青灰、精神极差，甚至有可能抽风、昏迷。一般经及时治疗，2～4周可好转。

3）治疗

抗感染治疗是肺炎治疗的最主要环节。细菌性肺炎的治疗包括经验性治疗和针对病原体治疗。前者主要根据本地区、本单位的肺炎病原体流行病学资料，选择可能覆盖病原体的抗菌药物；后者则根据呼吸道或肺组织标本的培养和药物敏感试验结果，选择体外试验敏感的抗菌药物。此外，还应该根据患者的年龄、有无基础疾病、是否有误吸、住普通病房或是重症监护病房、住院时间长短和肺炎的严重程度等，选择抗菌药物和给药途径。

重症肺炎的治疗首先应选择广谱的强力抗菌药物，并应足量、联合用药。因为初始经验性治疗不足或不合理，或而后根据病原学结果调整抗菌药物，其病死率均明显高于初始治疗正确者。重症社区获得性肺炎常用 β - 内酰胺类联

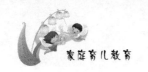

合大环内酯类或氟喹诺酮类；青霉素过敏者用氟喹诺酮类和氨曲南。医院获得性肺炎可用氟喹诺酮类或氨基糖苷类联合抗假单胞菌的 β - 内酰胺类、广谱青霉素或 β - 内酰胺酶抑制剂、碳青霉烯类的任何一种，必要时可联合万古霉素、替考拉宁或利奈唑胺。

肺炎的抗菌药物治疗应尽早进行，一旦怀疑为肺炎，即刻给予首剂抗菌药物。病情稳定后可从静脉途径转为口服治疗。肺炎抗菌药物疗程至少 5 天，大多数患者需要 7 ~ 10 天或更长疗程，如体温正常 48 ~ 72 小时，无肺炎任何一项临床不稳定征象可停用抗菌药物。肺炎临床稳定标准为：①体温≤37.8℃；②心率≤100 次/分钟；③呼吸频率≤24 次/分钟；④收缩压≥90mmHg；⑤呼吸室内空气条件下动脉血氧饱和度≥90% 或 PaO_2≥60mmHg；⑥能够口服进食；⑦精神状态正常。

抗菌药物治疗后 48 ~ 72 小时应对病情进行评价，治疗有效表现为体温下降、症状改善、临床状态稳定、白细胞逐渐降低或恢复正常，而 X 线胸片病灶吸收较迟。如 72 小时后症状无改善，其原因可能有：①药物未能覆盖致病菌或细菌耐药；②特殊病原体感染如结核分枝杆菌、真菌、病毒等；③出现并发症或存在影响疗效的宿主因素（如免疫抑制）；④非感染性疾病误诊为肺炎；⑤药物热。须仔细分析，作必要的检查，进行相应处理。

（二）常见呼吸道疾病的治疗和预防

1. 治疗

一般应对症进行抗病毒、抗感染治疗，严重时应送往医院就医。

2. 护理

房间内保持空气清新；冬天要保持室内适当的湿度，避免干燥空气对呼吸道的刺激；要有充足的日照；幼儿穿衣盖被不宜过厚；饮食宜清淡；多喝水。

3. 预防

加强锻炼，增强营养，注意休息；在流行病高发季节避免去公共场所；适当服用预防药物。

四、泌尿系统疾病

(一)遗尿症

遗尿症是指儿童在 5 岁以后,睡眠中仍不能自控而将尿液排泄在床上的一种病症。分为原发性遗尿症和继发性遗尿症。

1. 病因

原发性遗尿症俗称"尿床",是指从婴儿期延续而来,5 岁以上儿童在夜间睡眠状态下的不自主排尿,每周不少于 2 次,从未有过 6 个月以上不尿床,并且排除其他可能引起遗尿的器质性疾病(如原发性高血压、泌尿系统畸形、尿路感染、隐形脊柱裂、糖尿病、神经源性膀胱等)。小儿原发性遗尿症是儿童期的常见疾病,随年龄的增加而降低。据统计,5 岁时发病率为 15%~20%,7 岁时发病率为 10%,虽然每年以 15% 的比例自然消退,但仍有 1%~2% 的患儿症状持续到成人,且遗尿的严重程度随年龄的增加而加重。原发性遗尿症一般无器质性疾病,自发治愈率高。

继发性遗尿症往往存在器质性的原发病因。在临床表现上,绝大多数患者曾经 3~6 个月以上夜间不遗尿,而后又出现了遗尿。引起继发性遗尿症的病因常见的有尿路感染、糖尿病、尿崩症、尿道畸形、神经性膀胱、便秘、阻塞性睡眠呼吸暂停等。此外,大脑发育不全也常伴有遗尿症。

2. 症状

原发性遗尿症和继发性遗尿症均表现为为夜间遗尿,但部分患儿可伴有白天尿急、尿频,偶有遗尿现象。

3. 治疗及护理

(1)排除本病对儿童情绪的影响,给以信心支持,避免过多的检查。

(2)傍晚前注意少饮水,临睡前排尽尿,夜间尤其在经常容易发生遗尿的时间前应叫醒排尿。

(3)继发性遗尿症应针对引发遗尿的疾病进行对症治疗。

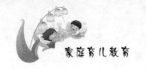

（二）尿路感染

1. 病因

尿路感染是由细菌直接侵入尿路而引起的感染。最常见是大肠杆菌在尿液中繁殖损伤尿路黏膜所致。由于女孩尿道短这一生理特点，使得尿道口容易受粪便污染，因此女孩发病率较高。

2. 症状

尿路感染根据感染部位可分为上尿路感染（肾盂肾炎）和下尿路感染（膀胱及尿道炎）。上尿路感染全身症状较明显，表现为发热、寒战、全身不适，可伴有腰痛，同时可伴有下尿路刺激症状。部分患儿可有血尿，少量蛋白尿。

下尿路感染多表现为尿频、尿急、尿痛等尿路刺激症状，而全身症状不明显。

3. 护理

患儿应避免穿着过紧的内裤或尿布、尿片及尿裤，以免因太紧而造成皮肤不适甚至摩碰、抓破皮肤，导致进一步恶化。患儿应勤换内裤，保持会阴部清洁干燥，尿布须用开水烫洗晒干或煮沸消毒。

4. 预防

（1）注意锻炼身体，增强体质，改善机体的防御功能，消除各种诱发因素。

（2）改变不良的卫生习惯，教育儿童不要憋尿，因为憋尿会给细菌生长繁殖的机会。

（3）教育儿童特别是女孩大便后擦拭的正确方法，避免大便污染尿道。

（4）患上尿路感染后，饮食要清淡，禁忌辛辣刺激食物，多吃蔬菜和水果。要注意休息，多饮水，勤排尿，每日尿量应在1500毫升以上。

五、五官疾病

（一）龋齿

龋齿是因为牙齿经常受到口腔内酸的侵袭，牙釉质受到腐蚀而变软变色，逐渐发展为实质缺损而形成龋洞。龋齿俗称"虫牙""蛀牙",是学前儿童最常见的牙科疾病。不仅发病率高,而且龋齿发展迅速,龋洞易穿通牙髓,并发牙髓炎的疾病。

1. 病因

目前认为龋齿的发生与下列三个原因有关:

(1)口腔中细菌的破坏作用。变形链球菌和乳酸杆菌在口腔的残留食物上繁殖产酸,酸使牙釉质脱钙,形成龋洞。

(2)牙面和牙缝中的食物残渣。临睡前吃东西或口含食物睡觉,滞留在牙面牙缝里的食物残渣,尤其是糖果、糕点等甜食残渣,是造成龋齿的重要因素之一。

(3)牙齿结构上的缺陷。牙齿钙化不良以及牙齿排列不整齐也是诱发龋齿的重要原因。

① 牙釉质发育不良。牙釉质的发育与钙、磷、氟等矿物质及维生素 D 的供给量有关。氟是增进抗龋能力的最主要的微量元素。氟在人体中主要储存在骨骼和牙齿中,尤其在牙釉质内。牙釉质内含氟量达一定量时,才具有较强的抗腐蚀能力,含氟低则容易受酸腐蚀。

② 牙齿排列不齐。因为牙齿排列不齐,不易刷净,使食物残渣和细菌存留,这也是造成龋齿的原因之一。

2. 症状

(1)乳牙的牙釉质、牙本质较薄,龋洞易达到牙本质深层,遇冷、热、酸、甜等刺激时,牙齿会有酸痛不适感。

(2)龋洞深入牙髓,可导致牙髓炎,脓液积聚在髓腔内,压迫神经末梢,可引起剧烈牙痛。

3. 预防

(1)注意口腔卫生。从小培养儿童早晚刷牙和饭后漱口的习惯,以及时清除口腔内的食物残渣和细菌;另外,要教给儿童正确的刷牙方法,即要顺着牙缝直着刷,不可横着刷,要着重刷后磨牙的咬合面。选用儿童保健牙刷,牙刷头小,刷毛较柔软,只有两排刷毛,便于直刷,同时又能将里外牙面都

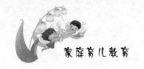
刷到。

（2）摄取足够营养和钙质。为儿童提供的膳食中要有充足的钙、磷等物质，使牙齿能够正常发育。

（3）多晒太阳，保证牙齿正常钙化。让儿童多晒太阳，进行户外运动，有利于体内维生素 D 的合成，促进钙的吸收和牙齿的正常钙化。

（4）定期进行口腔检查。若乳牙患了龋齿，未能及时治疗，容易导致牙周组织发展，甚至影响恒牙的正常发育。因此应带儿童定期进行口腔检查，发现龋齿应尽早治疗。

（二）错颌畸形

在儿童生长发育过程中，由先天的遗传因素或后天的环境因素，如疾病、口腔不良习惯、替牙障碍等，也可在生长发育后因外伤、牙周病等原因造成的如牙齿排列不齐、上下牙弓牙合关系的异常、颌骨大小形态位置的异常、面部畸形等称为错颌畸形。

1. 发病原因

错颌畸形的形成因素和机制是错综复杂的，其发生过程可能由单一因素即单一机制在起作用，也可能是多种因素或多种机制共同作用的结果。从错颌畸形形成的时间上来划分，错合畸形的病因可分为先天性因素和后天性因素两大类。但是针对个体错颌畸形发生机制的角度来说，错颌畸形的病因可分为内在的遗传因素和外界的环境因素。

1）遗传因素

错颌畸形的遗传因素，来源于种族演化和个体发育。种族演化主要是人类在数十万年的进化过程中，随着食物性质的改变，如：从生食到熟食，从粗糙食物到精细食物，逐步导致人体咀嚼器官产生退化。在咀嚼系统的退化程度方面，咀嚼肌退化程度最大，颌骨次之，牙齿最小。颌骨与牙齿退化程度不一致，导致牙量和骨量的不协调，牙齿产生拥挤，错合畸形由此出现。个体发育与其他遗传特征一样，错合畸形也可以由亲代遗传给子代。颌骨的这些遗传形态在孪生子中表现为镜像对称。父母双方牙合形态差异较大者，子代通常更容易患错颌畸形。

遗传因素在错颌畸形的病因中占比重较高，有资料报告称我国错颌畸形的遗传因素约占错颌畸形病因的 29.4%。常见的遗传因素的错颌畸形有颜面不对称，牙间隙，牙列拥挤，牙的数目、形态、萌出时间异常，下颌前突，上颌前突，下颌后缩和深覆合等。遗传性错颌畸形矫治比较困难，应争取及早明确诊断并制定治疗计划，选用适宜的矫治器，治疗结束以后坚持进行长期随访，矫治后也需作较长时间的效果保持。

2）环境因素

（1）疾病因素。妊娠期母体的营养不良或患病会造成胎儿牙颌面发育不良或发育异常。儿童时期的一些急、慢性疾病能影响牙、颌、面及全身的生长发育。如：维生素 D 缺乏引起钙磷代谢障碍，而致颌骨、牙弓发育畸形，临床上常呈下颌前突、下颌角大、前牙开颌、牙列拥挤等错颌表现。又如甲状腺功能低下、垂体性巨大症等内分泌疾病也均可引起错颌畸形。

（2）口腔不良习惯。如吮拇指习惯，可造成前牙开颌、牙弓狭窄；儿童有吐舌或萌牙时以舌舔牙不良习惯，均可造成前牙开颌；咬下唇不良习惯可使上前牙唇向，形成前牙深覆盖及下颌后缩；咬上唇不良习惯可使下颌前突、前牙反颌；偏侧咀嚼习惯可使咀嚼侧后牙呈反颌，上下牙弓中线向咀嚼侧偏歪，颜面出现双侧不对称畸形。

（3）儿童替牙期常因局部障碍造成错颌畸形。如乳牙早失，造成继发萌牙且由遗传因素形成的错合畸形得到矫治后畸形仍有可能通过亲代遗传给子代。又如乳牙滞留，即乳牙列到替换年龄仍不脱落，使继续萌生的恒牙错位萌出。又如额外牙和先天缺失牙等，也均会造成错颌畸形。

错颌畸形的病因、机制是十分复杂的：同一因素可以造成不同类型的畸形，而同一错颌畸形又可因不同因素引起，错合畸形的形成也可能是若干因素共同作用的结果。因而，在错颌畸形的诊断、矫治设计过程中，对病因机制进行分析是十分重要的，更为重要的是尽快去除病因。

2. 症状

牙合畸形的表现多种多样，有简单的也有复杂的。

（1）个别牙齿的错位。包括牙的唇向错位、颊向错位、舌向错位、腭向

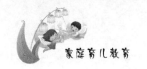

错位、近中错位、远中错位、高位、低位、转位、易位、斜轴等。

（2）牙弓形成和牙排列异常。包括：牙弓狭窄、腭盖高拱；牙列拥挤；牙列稀疏。

（3）牙弓、颌骨、颅面关系的异常。包括：前牙反合；前牙反合，近中错合，下颌前突；前牙深覆盖，远中错合，上颌前突；上下牙弓前突，双颌前突；一侧反合，颜面不对称；前牙深覆合，面下 1/3 高度不足；前牙开合，面下 1/3 高度增加。

3. 预防

预防畸形要从母亲妊娠初期开始，到孩子换牙完成为止。母亲妊娠期间要注意摄取丰富的营养，防止病毒感染。婴儿期应尽量采取母乳喂养。如不得已而采用人工喂养，要注意喂养姿势和方法，特别是奶瓶的位置要适当，不要过于靠前而导致婴儿下颌前伸习惯；橡皮奶头的扎孔大小要合适。同时避免长期偏侧睡眠，造成颜面部的不对称。

在儿童期要注意食物的多样性，适当吃些粗粮或含有粗纤维的食物，充分发挥咀嚼器官的功能，促进颌骨的正常发育；对患有鼻炎、鼻窦炎、腺样体肥大的儿童要尽早治疗，保持呼吸道通畅；预防和治疗龋齿，保持乳排列的完整；对于儿童口腔不良习惯应予尽早破除，一方面可以教育儿童，使他们认识到口腔不良习惯的危害性，自觉地克服不良习惯，必要时可以戴破除不良习惯的矫正器；在替牙过程中出现的问题，如双排牙，即恒牙在乳牙的内侧或外侧已开始萌出，而乳牙仍未脱落，应及时拔除乳牙，使恒牙能够正常萌出。当乳牙过早缺失时，应及时去医院治疗，戴用缺隙保持器，防止旁边的牙齿移位。如果已经发生了错颌畸形，应根据不同情况随时进行矫治，以减少对颌骨的影响。

一般来讲，乳牙反颌，应在 4 岁左右开始矫正。多数人经过这次矫正可以恢复正常。但也有的孩子由于遗传等因素的影响，换牙之后又出现反颌。即使如此，乳牙期的矫治也是必要的，因为可以减轻畸形的严重程度和对颌骨的影响。对一些比较严重的错颌畸形，一般在 12 ~ 14 岁，乳牙刚刚替换完成时开始矫治。由于每个人错颌畸形表现各不相同，开始矫治的时间也会有差别，因此，定期进行口腔检查，听从医生的指导是非常必要的。对需要进行较复杂矫治的，应到专业的口腔正畸医生处进行详细的检查、诊断和治疗。

（三）弱视

弱视是指眼部无器质性病变，视力低于0.9又不能矫正到正常状态的一种眼部疾病。

1. 病因

（1）斜视导致的弱视。斜视患者的视觉中枢为了抑制斜视导致的复像，久而久之会产生弱视。

（2）屈光不正或屈光参差导致的弱视。

（3）形觉剥夺导致的弱视。在婴幼儿期，由于种种原因不适当地遮盖过某只眼睛，该眼缺少光刺激，导致视觉发育停顿，形成弱视。

（4）先天性弱视。

2. 症状

（1）视力减退，重度弱视视力低于0.1，中度弱视视力0.2~0.5，轻度弱视为0.6~0.9。

（2）对排列成行的视标分辨力较单个视标差。

（3）多有屈光不正，常伴有斜视及异常固视。

（4）可有眼球震颤现象发生，即两眼发生不自主、有节律地往返运动。

（5）可有视力模糊，视物头痛、眯眼、虚眼、歪头侧视等表现，但也有相当的患儿症状不明显，尤其是单眼视力佳的弱视，可丝毫不表现出任何症状，这是特别容易漏诊的一类弱视。

3. 预防及治疗

患弱视的儿童不能建立双眼平视功能，难以形成立体视觉，难以完成精细活动，对生活、学生和将来的工作带来不良影响。因此，应预防儿童弱视的发生。同时，应带儿童定期检查视力，早发现、早治疗。在4岁之前治疗，大多能获得良好效果。

（四）斜视

斜视是指两眼不能同时注视目标。属眼外肌疾病，可分为共同性斜视和麻

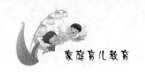

痹性斜视两大类。共同性斜视以眼位偏向颞侧、眼球无运动障碍、无复视为主要临床特征；麻痹性斜视则有眼球运动受限、复视，并伴眩晕、恶心、步态不稳等全身症状。

1. 病因

1）调节学说

眼的调节作用与眼的集合作用是互相联系的，一定的调节带来相应的集合。常常由于调节—集合反射过强，其内直肌的作用有超出外直肌的趋向，而形成共同性内斜视。近视眼看近目标时少用或不用调节，集合力同时减弱，因此其内直肌的张力降低，有时就形成了共同性外斜视。

2）双眼反射学说

双眼单视是条件反射，是依靠融合功能来完成，是后天获得的。如果在这个条件反射形成的过程中两眼视力不同，一眼视力受到明显的感觉或运动障碍妨碍了双眼单视的功能，就会产生一种眼位分离状态，即斜视。

3）解剖学说

某一眼外肌发育过度或发育不全、眼外肌附着点异常，眼眶的发育、眶内筋膜结构的异常等，均可导致肌力不平衡而产生斜视。

4）遗传学说

临床上常见在同一家族中有许多人患有共同性斜视，斜视可能与遗传因素有关。

2. 症状

斜视的病人因为眼位不正，其注意一个物体时，此物体影像于正常眼落在视网膜中心凹上，斜视眼则落在中心凹以外的位置，如此视物就会出现复视情形；一眼影像受到抑制，丧失两眼之单一视功能与立体感，有的还会导致视力发育不良而造成弱视。大部分斜视患者都同时患有弱视。

1）内斜视

眼位向内偏斜。在出生之内发生者称为先天性内斜视。偏斜角度通常很大。后天性内斜视又分为调节性与非调节性，调节性内斜视常发生在 2～3 岁儿童，患儿通常会伴有中高度远视，或是异常的调节内聚力与调节比率。

2）外斜视

眼位向偏斜，一般可分为间歇性与恒定性外斜视。间歇性外斜视因病人具有较好的融像能力，大部分的时间眼位可由融像能力维持在正常的位置，只有偶尔在阳光下或疲劳走神的时候，才表现出外斜的眼位。有些儿童还表现为，在强烈的太阳光常会闭一只眼睛。间歇性外斜视常会发展成恒定性外斜视。

3）上、下斜视

眼位向上或向下偏斜，比内斜视和外斜视少见，上下斜视常伴有头部歪斜，即代偿头位。

3. 治疗

1）非手术治疗

治疗斜视，首先是针对弱视，以促使两眼良好的视力发育，其次为矫正偏斜的眼位。斜视的治疗方法包括戴眼镜、戴眼罩遮盖、正位视训练。戴眼罩是治疗斜视所引起的弱视的主要方法。眼肌手术则包括放松（减弱）或缩短（增强）一眼或两眼的眼外肌中的一条或多条肌肉。轻度斜视可以戴棱镜来矫治。正位视训练可以作为手术前后的补充。

2）手术治疗

斜视治疗的年龄越小，治疗效果越好。斜视手术不仅为了矫正眼位、改善外观，更重要的是建立双眼视功能。手术时机以 6~7 岁前为最佳。眼位能否长期保持稳定、立体视能否建立仍需定期随访。

（五）脓性中耳炎

急性化脓性中耳炎是指中耳黏膜的急性化脓性炎症，是儿童常见病。婴幼儿儿童耳咽管较短、宽，且接近水平位，鼻咽部的病菌易循着耳咽管侵入中耳，因此容易患急性化脓性中耳炎。

1. 病因

（1）急性上呼吸道感染易诱发本病。

（2）鼓膜外伤穿孔等导致细菌侵入中耳。

（3）用力擤鼻，病菌自鼻咽部经耳咽管进入中耳。

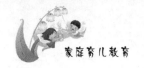

2. 症状

（1）起病急，伴有发热等全身症状。

（2）早期有耳堵塞感，继而出现剧烈耳痛。

（3）鼓膜穿孔，而后流出血性液体或脓血，以后变为纯脓液。

3. 预防及治疗

急性化脓性中耳炎如延误未经治疗、处理不当或疗效不好，病程超过2个月以上时，可转变为慢性中耳炎，不仅使听力减退还可能引发其他并发症。因此应积极预防本病的发生，幼儿要加强身体锻炼，预防上呼吸道感染，及时治疗临近器官的感染病灶。一旦发病应立即给予有效抗生素，坚持用药，控制感染。

（六）急性非化脓性中耳炎

1. 病因

中耳腔是一个含气腔，借助吞咽、呵欠、喷嚏等使耳咽管有规律地开放，调节中耳腔气压，保持与外界大气压力平衡，维持正常听觉功能。鼻、鼻咽部炎症，腺样体肥大等，可导致耳咽管梗阻，中耳腔内的气体被吸收，形成负压，造成中耳积液，从而引起急性非化脓性中耳炎。

2. 症状

多有感冒史；听力减退，耳鸣、耳痛和眩晕等。

3. 治疗

去除病因，排除积液。早诊断、早治疗，可以减少后遗症。若延误治疗或治疗不彻底，迁延不愈可致鼓膜内陷、听小骨坏死等后果，是致聋的常见病因。

（七）出血

当人体器官出血时，一般不能亲自看到，而鼻腔出血则是容易被人发现的。在鼻出血的病人中，儿童占了多数。

1. 原因

（1）重度发热，鼻黏膜急性充血，再加上用力擤鼻涕的外力作用下，黏膜下血管就会破裂出血。

（2）剧烈外伤的冲击下，黏膜下的血管就会破裂、出血。

（3）用手挖鼻腔，一般挖鼻的部位是在鼻中隔前下方，而这个部位的血管很多。儿童鼻出血的部位有90%以上是在这里。

（4）儿童也容易发生急性、慢性鼻炎和副鼻窦炎。一旦发生这种炎症，鼻腔或副鼻窦内的黏膜发生充血、肿胀，不时有黏脓性鼻涕排出。在脓性鼻涕的刺激下，黏膜下的血管也会出血。

2. 预防

应该针对具体的原因采取相应的措施，如积极治疗急性发热性疾病，告诫和教育儿童不要往鼻子内塞东西，改掉挖鼻的不良习惯，少吃一些内热性的食物，配合治疗鼻腔、副鼻窦炎症等。

六、皮肤病

（一）痱子

痱子是皮肤上汗腺开口部位的轻度炎症。通常发生于热、湿气候中，是儿童在夏季的常见病。

1. 病因

夏天出汗多，使皮肤表皮浸软，堵塞汗腺口，从而形成痱子。如搔抓过度形成感染就成为痱毒。

2. 症状

（1）痱子多发生在多汗或容易受摩擦的部位，如头皮、前额、颈部、胸部、腋窝、腹股沟等处。初起时，皮肤出现红斑，后形成针尖大小的小疹或水泡，有刺痒或灼热感。

（2）痱毒起初为小米粒大小的脓疱，可扩大成豆粒或杏核大小的脓包，脓包慢慢变软，最后破溃，流出脓液。

3. 预防及护理

（1）夏季注意室内通风、降温。

（2）儿童着装要宽大、透气。

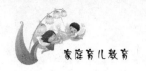

（3）经常洗澡。用温水洗净皮肤后，可用痱子粉或其他药水。

（4）若反复发生痱毒，可在医生指导下服用清热解毒的中药。

（二）湿疹

1. 病因

湿疹是一种非常常见的过敏性皮肤病。引起过敏的原因较多，如由牛奶、鱼虾等食物引起，或由灰尘、化纤等物质引起，但往往很难找到准确的原因。

2. 症状

湿疹多发生于 2~3 个月的婴儿。湿疹部位多在面部，最初为细小的疹子，而后有液体渗出，干燥后形成黄色痂皮。儿童有刺眼感，因此常睡眠不安、烦躁哭闹。患湿疹儿童多数在 2 岁左右可自愈。

3. 护理

（1）乳母应尽量少吃刺激性食物。

（2）不要用碱性肥皂给小儿洗脸。

（3）为小儿选择纯棉质的衣物。

（4）为小儿勤剪指甲，以免抓伤皮肤引起感染。

七、寄生虫病

寄生虫病是小儿常见病，对小儿危害大，重者可导致生长发育障碍。常见的寄生虫病有蛔虫病、蛲虫病、钩虫病、绦虫病、肺吸虫病等。

（一）蛔虫病

蛔虫病是蛔虫寄生于人体所致，蛔虫寄生于小肠，临床出现不同程度的消化道症状，其感染率很高。

蛔虫是寄生于人体最大的线虫之一，成虫分雌雄，雌虫长 20~25 厘米，雄虫长 15~17 厘米，色乳白或淡红，体圆长两头尖，形状似圆的筷子。雌虫繁殖能力极强，每日产卵 20 余万个。

1. 病因

蛔虫的受精卵自粪便排出，如温度和湿度适宜，就发育成感染性虫卵，感染性虫卵经口吞入是蛔虫病最主要的患病途径。生食未经洗净的蔬菜、瓜果，或饭前不洗手，儿童吸吮手指等都可使得虫卵被吞入。虫卵于小肠内卵壳溶解，幼虫穿破肠黏膜经毛细血管入静脉至右心，经肺动脉至肺泡毛细血管，钻入肺泡、经支气管、器官至会厌，再经吞咽又入消化道，在小肠内发育为成虫。自吞入感染性虫卵至雌虫成熟开始排卵约 2 个月，成虫能存活 1 ~ 2 年。

2. 症状

（1）引发营养不良。蛔虫寄生于肠道内，影响肠道功能，可引起营养不良。小儿表现为面黄肌瘦、贫血，生长发育缓慢。

（2）腹痛。蛔虫病导致的腹痛常见于上腹部和脐周，反复发作，持续时间不定，有时会导致恶心、呕吐。

（3）睡眠不安、磨牙、烦躁。

（4）可能引起严重的并发症。若蛔虫误入临近器官，如胆管、肝脏、胰腺、阑尾等，可引起严重并发症而危及生命，如胆管蛔虫病、蛔虫性肠梗阻、蛔虫性阑尾炎等。

3. 预防

（1）养成良好卫生习惯。饭前便后洗手，不食用不洁净的果蔬和生水，不随地大小便。

（2）搞好环境卫生，加强粪便管理。做到粪便无害化，防止粪便污染地面及水源。

（二）蛲虫病

1. 病因

虫卵污染了小儿的手指、食物、盛放食物的器具，经口进入人体。已经患有蛲虫病的小儿可重复感染，因雌虫产卵致肛门周围瘙痒，小儿用手抓痒，手指上沾上虫卵，则引起感染。另外，虫卵也可借污染的衣物、被子、床单等直接或间接引起感染。

2. 症状

（1）肛门及会阴部奇痒，多在睡眠后发作而影响睡眠，表现为半夜突然

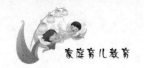

惊醒。

（2）烦躁不安、食欲不振、消瘦、腹痛、腹泻、呕吐等。

（3）偶有蛲虫爬入女孩阴道、尿道，出现尿频、尿急或阴道炎。

3. 预防及护理

（1）培养幼儿良好卫生习惯。

（2）勤换床单、被罩，常晒被褥。

因蛲虫寿命很短，只要避免重复感染则可自愈。夜间患儿入睡前，可于肛门周围涂抹治疗蛲虫的药物，以止痒并黏附虫卵。早晨用温水洗净药物，换内裤，并将内裤煮沸杀灭虫卵。

（三）钩虫病

还有一种寄生虫病也是小儿常得的，就是钩虫病。那么，这种病又有哪些特点、症状？如何做好预防呢？我们来共同看一看。

1. 流行特点

容易流行。

2. 钩虫的生活史

钩虫的成虫寄生于人体肠道内，利用其口腔的钩牙咬住肠壁，吸血寄生。

虫卵排出人体后，在土壤中发育成幼虫，幼虫叫丝状蚴。丝状蚴接触到人体的皮肤就钻入人体，在小肠内发育成为成虫。

我国南方气候温暖潮湿，土壤疏松肥沃，有利于钩虫卵的发育和幼虫的生长，故南方钩虫病的流行较北方严重。

3. 传染途径

小儿赤脚下田，或小儿的衣服、尿布等粘上带有丝状蚴的泥土，均可受感染。

4. 症状

（1）初期局部有痒疹，甚至感染，引发发热、咳嗽、哮喘等症状。

（2）钩虫寄生使肠黏膜溃烂、慢性出血，可致使贫血。婴幼儿因血液总量少，且肠黏膜肉嫩，被钩虫咬附后出血多，常呈严重贫血。病儿面色苍白，精神和食欲不振。因肠出血，粪便可呈柏油样且不成块儿。

（3）常致消化不良，可有异食癖，如食生米、泥土等。

5. 预防

（1）普查普治，治疗病人，减少传播。

（2）粪便无害化，以灭钩虫卵。

（3）防止钩虫的幼虫侵入皮肤。勿让小儿赤脚下田；小儿的衣服、尿布等粘上泥土，须洗涤再穿。

八、常见的身体缺陷

学前儿童常见的身体缺陷有脊柱弯曲异常、扁平足等。

脊柱弯曲异常是学前儿童中常见的姿势缺陷，包括脊柱侧弯、脊柱后凸（即驼背）、脊柱前凸等。

1. 病因

学前儿童脊柱周围的肌肉、韧带比较柔弱，如果在作业时姿势不正，就可能发生脊柱弯曲异常。

2. 预防

（1）消除学前儿童生活中导致单侧肌肉紧张的一些因素，如阅读绘画时姿势不正，经常一侧脊柱弯曲异常。

（2）经常对儿童进行姿势教育和训练，要求其坐立行走时姿势力求端正。

（3）为儿童提供的桌椅要符合国家颁布的卫生标准，适合儿童的身材。

（4）要让儿童经常参加体育活动，全面加强肌肉的紧张力，改善全身状况。

九、铅中毒

环境中的铅经食物和呼吸途径进入人体，引起消化、神经、呼吸和免疫系统急性或慢性毒性影响，通常导致肠绞痛、贫血和肌肉瘫痪等病症，严重时可发生脑病甚至导致死亡。引起急性铅中毒的口服剂量约为 5 毫克/千克。

1. 临床表现

（1）腹痛、腹泻、呕吐、大便呈黑色；

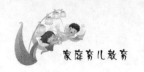

（2）头痛、头晕、失眠，甚至烦躁、昏迷；

（3）心悸、面色苍白、贫血；

（4）血管痉挛，肝肾损害。

2. 诊断鉴别诊断依据

（1）有铅及其化合物接触史；

（2）有典型的临床症状和体征；

（3）尿中或血中铅浓度明显升高。

3. 疾病治疗原则

（1）彻底清除毒物（洗胃、导泻有皮肤清洗）；

（2）使用特殊解毒剂；

（3）对症处理。

第三节　学前儿童身体常见传染性疾病及预防

一、传染病基础知识

外界环境中一些能侵入机体引起疾病的微生物叫病原体。传染病就是由病原体引起的，能在人与人、动物与动物或人与动物之间相互传染的疾病。由于儿童对疾病的抵抗力较差，在集体生活中，儿童接触密切，容易发生传染病，且易造成流行。因此，传染病的预防和管理是托幼机构的一项重要的保健工作。

（一）传染病的基本特征

由于传染病的致病因素是有生命的病原体，它在人体内所引起的疾病与其他致病因素所引起的疾病有本质的区别，因此，传染病有它自己的特性。概述起来，有以下四点：

1. 有病原体

传染病的病原体包括微生物（病毒、细菌、真菌等）和寄生虫（原虫和蠕虫等）两大类。每种传染病都有其特殊的病原体，如水痘的病原体是水痘病毒，麻疹的病原体是麻疹病毒。

2. 有传染性

所有的传染病都有一定的传染性，这是传染病与其他疾病的最主要区别。传染病患者能排出病原体，感染他人和周围环境。因此，隔离、治疗患者及提高人群免疫力就成为减少传染病危害的重要措施。

3. 有免疫性

传染病痊愈后，能产生程度不同的免疫力。不同的传染病产生的免疫程度是不同的，如麻疹、流行性乙型脑炎等病毒性传染病病后免疫可保持终生；然而，有的传染病免疫时间较短，在病愈后容易再次感染，重新发病，如流感等；还有的传染病在感染未愈的同时，如果再接触同样的病原体，可产生重复感染，加重病情。

4. 有季节性和地方性

传染病的发生与流行受自然因素和社会因素影响。按传染病的流行强度和广度可分为散发、爆发、流行和大流行。许多传染病的流行与地理条件、气候条件和人民生活习惯有关。如夏季炎热，适合肠道细菌繁殖，肠道传染病易高发；冬春季节天气寒冷，容易患猩红热、百日咳和流行性脑脊髓炎等呼吸道传染病；适合于钉螺繁殖的水网地区容易有血吸虫病流行；牧区则易见布氏杆菌病及包虫病。

（二）传染病发病的阶段特点

传染病的发生、发展一般要经过 4 个阶段。

（1）潜伏期。从病原体侵入人体起至出现最初的症状时为止的这段时间称为潜伏期。各种传染病的潜伏期长短不一，如腮腺炎的潜伏期是 15 ~ 21 天，麻疹的潜伏期 1 ~ 14 天。潜伏期的时间长短是确定传染病检疫期的重要依据。例如，某幼儿园某班如果发现一名麻疹患儿，自患儿离园起，该班需要检疫14 天。

（2）前驱期。从起病至症状明显期之前的一段时间，主要表现为头痛、发热、乏力、食欲减退、四肢酸痛等轻微症状，一般持续 1 ~ 3 天。如起病急

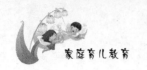

速也可不出现前驱期。

（3）症状明显期。病情由轻转重，达到顶峰，出现某种传染病所特有的症状。

（4）恢复期。症状基本消失，身体状态逐渐好转，直至完全康复。

（三）传染病的常见症状

（1）发热。发热是多数传染病共有的最常见症状，常多为高热。

（2）皮疹。很多传染病都有皮疹表现，如猩红热、水痘等。

（四）传染病流行的基本条件

1. 传染源

传染源是指病原体已在体内生长繁殖并能将其排出体外的任何动物，如传染病患者、病原携带者及受到感染的动物。

（1）传染病患者：是指感染了病原体，并表现出一定的症状和体征的人。传染病患者是重要的传染源。病人排出病原体的整个时期叫传染期，据此可确定病人的隔离期限。

（2）病原携带者：是指无症状而能排出病原体的人或动物。病原携带者可以分为病后病原携带者、健康携带者、潜伏期者三种。健康携带者是指无该病临床症状，过去未患过该病，而能排出病原体的人，只能用实验室方法检出病原体。因携带者在人群中数量较多，且可自由行动，故其作为传染源的作用不容忽视。

（3）受病原体感染的动物：由受感染的动物所携带传播的病称为人畜共患病，如狂犬病、流行性乙型脑炎等。日常生活中如果被狗咬伤，就要打狂犬疫苗，以预防、治疗狂犬病。吃的猪肉必须经过检验检疫、卫生局、卫生防疫站等部门的检验才可销售、食用。

2. 传播途径

传播途径是指病原体离开传染源后，达到某些易感者所经过的途径。

（1）空气传播。空气是呼吸道传染病的主要传播途径，病原体由传染源的飞沫、唾液以及分泌物通过咳嗽、喷嚏、呼吸等方式从呼吸道排出体外污染空气，如被易感者吸入体内就可感染疾病。如流感、麻疹、结核病、腮腺炎等就是以这种方式传播的。

（2）土壤传播。细菌和寄生虫卵等随人的粪便进入土壤，可因土壤粘在人们手上，病原体经口进入人体；也可因土壤污染伤口致病，如破伤风。土壤传播与人们接触土壤的机会及个人卫生习惯有关。

（3）饮食传播。饮食是传播消化道传染病的主要途径，病原体污染食物、饮水，经由消化道进入人体而导致感染。菌痢、甲型肝炎就是以这种方式传播的。

（4）接触传播。传染源与易感者直接接触而造成的传染病传播，当易感者接触部位出现破损，则感染概率大幅上升。以此类方式传播的传染病有狂犬病等。

（5）虫媒传播。病原体通过昆虫为媒介直接或间接侵入易感者，造成感染，如流行性乙型脑炎、鼠疫等。

（6）医源性传播。医务人员在检查、治疗和预防疾病时或在实验室操作过程中造成的传播。如带有乙型肝炎病毒的血液，经输血造成传播。

（7）母婴传播。母亲和婴儿接触密切，可将传染病传给婴儿，分胎盘传播、分娩损伤传播、哺乳传播和产后接触传播四类。

3. 易感者。易感者是指由体内缺乏对某种传染病的免疫力或免疫力较弱，病原体侵入后可能发病的人。易感者占某一特定人群的多少便决定该人群的易感性。易感者增多时容易发生传染病流行。

（五）传染病的预防

1. 有效管理传染源

要实现有效管理传染源，必须做到"三早"，即"早发现、早隔离、早治疗"。因为患者是主要的传染源，患者得到及时发现、隔离和治疗可减少传播传染病的机会。

1）早发现

多数患者在疾病早期传染性最轻，及早发现患者是防止传染病流行的重要措施。

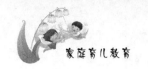

幼儿园应怎样做到"早发现"呢?

（1）托幼机构的工作人员进行严格体检。

（2）幼儿入园前进行全面体检，入园后也应定期检查。

（3）落实晨检制度。通过一摸（摸前额，判断体温是否正常）；二问（询问儿童在园外的生活情况）；三看（看皮肤、五官和精神状况有无异常）。如果发现异常，及时诊断。

（4）做好全日健康检查。注意观察儿童的食欲、大小便、体温、睡眠状态和精神状态。

2）早隔离

早隔离包括两个方面的内容:

（1）要对传染病患者与健康人群进行隔离。托幼机构可根据自己的条件建立隔离室，使患儿及可疑传染者得到隔离及个别照顾。隔离室的工作人员不要与健康儿童接触，不进厨房。注意不要把患有不同传染病的儿童放在一间隔离室内，以免相互传染。

（2）要对密切接触者也进行隔离并进行观察，检疫期应根据各种传染病的潜伏期长短而定。在检疫期内，受检疫儿童应与健康儿童隔离，但每日活动照常进行。根据受检疫传染病的种类和特征，密切观察儿童是否出现异常情况。

3）早治疗

传染病患者一经发现应及早就医治疗，切不可贻误。

2. 切断传播途径

（1）经常性预防措施。空气新鲜、环境卫生、饮食卫生、个人卫生习惯良好是重要的预防措施。幼儿园应经常开窗通风、做好环境卫生及消毒工作，从而消除或杀灭外界环境中的病原体。

（2）传染病发生后的措施。对传染病患儿所在的班级环境应彻底消毒。呼吸道传染病应彻底通风换气；消化道传染病，对患儿使用过的物品要彻底消毒。

3. 保护易感人群

（1）坚持户外锻炼，提供合理营养，培养良好卫生习惯，增强幼儿免疫力。

（2）通过预防接种，增强儿童的抗感染能力。

预防接种又称计划免疫，是指根据规定的免疫程序有计划地利用疫苗进行预防接种，以提高人群免疫水平，达到控制以至最后消灭传染病的目的。婴幼儿是预防接种的重点对象。对婴幼儿实施计划免疫，通过系统地、有计划、有目的、有组织地预防接种，控制和消灭传染病，提高人群整体免疫水平。

应注意，儿童发热时通常是身体有感染的表现，此时接种疫苗，可能诱发、加重原有病情，因此不能接种。家长带孩子去打预防针时，应主动说清孩子的身体情况，以便医生正确掌握禁忌症，这样既可减少疫苗接种的副反应，又能达到预防疾病的目的。尤其是卡介苗属于活菌苗，小儿麻痹糖丸、麻疹疫苗属于减毒活疫苗。那些体质特别虚弱的孩子在注射后，一定要密切观察他的反应，将孩子出现的不良反应同其他的病症加以区别。

二、学前儿童常见传染病及其预防

（一）小儿急疹

1. 病因

由病毒引起的呼吸道传染病，传染性不强。多发生于 6 个月 ~ 1 岁的婴儿。

2. 症状

（1）起病突然，高烧可到 40℃，婴儿食欲差，但精神还好。

（2）高烧 3 ~ 4 天后，体温骤然下降，同时面部及身上出现红色疹子，经 1 ~ 2 天后皮疹全部消失。

3. 护理

高烧期间应多给患儿喝水，适当服用退烧药并配合物理降温，使体温降到 38℃ 以下，以免因高热而损害大脑。

（二）水痘

1. 病因

水痘是由水痘－带状疱疹病毒引起的呼吸道传染病。以 6 个月 ~ 3 岁的小

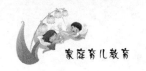
儿发病率最高，多发生于冬春季。从患儿发病日起到皮疹全部干燥结痂，都具有传染性。发病初期，主要经飞沫传染，皮肤疱疹破损后，可经衣物、用具等间接传染。

2. 症状

发病初期1~2天有低烧，随后出现皮疹。皮疹先见于头面部，逐渐扩散到躯干、四肢等部位。最初的皮疹是红色斑疹或斑丘疹，一天左右变成水疱，3~4天后水疱干缩结痂。干痂脱落后，皮肤上不留疤痕。在病后一周内，由于新的皮疹陆续出现，陈旧的皮疹已经结痂，也有的正处在水疱的阶段，所以在患儿皮肤上可见到三种皮疹症状：红色丘疹、水疱、结痂。出疹期间，皮肤瘙痒。

3. 特点

（1）分批出现红色斑疹或斑丘疹，迅速发展为清亮、卵圆型泪滴状小水疱，周围有红晕；1天后，水疱内容物变为浑浊，水疱易破溃。疱疹持续3~4天，然后从中心开始干缩，迅速结痂。在疾病高峰期可见到丘疹、新旧水疱和结痂同时存在。

（2）皮疹分布呈向心性，集中在皮肤受压或易受刺激处，开始为躯干，以后至面部、头皮、四肢远端较少，瘙痒感重。

（3）黏膜皮疹可出现在口腔、结膜、生殖器等处，易破溃形成浅溃疡。

4. 护理

保持皮肤清洁，患儿衣服、床单要勤换洗。发烧时要让孩子卧床休息，保持室内空气清新，吃容易消化的食物，多喝开水。因皮肤瘙痒，患儿常抓破皮肤，易导致化脓性皮肤病，可用炉甘石擦剂涂抹在皮肤上止痒。另外，要给患儿勤剪指甲，以免抓伤皮肤。

5. 预防

（1）接种水痘疫苗。

（2）患儿隔离至皮疹全部干燥结痂，没有新皮疹出现，方可入园。

（3）注意检疫，病孩停留过的房间要开窗通风3小时以上。

（三）麻疹

1. 病因

麻疹是由麻风病毒引起的呼吸道传染病。麻疹病毒存活于病人的口鼻及眼睛的分泌物中，主要经飞沫传播。病毒离开人体后，生存力不强，在流动的空气中或日晒下半小时即可被杀灭。

麻疹一年四季都可发生，但冬春季比较常见。

2. 症状

（1）病初症状和感冒相似，有发热、咳嗽、流鼻涕等现象。

（2）发热后 2~3 天，口腔黏膜有变化。在口腔两侧的颊黏膜上，有灰白色的小点，针头大小，外周有红晕，叫费—科氏斑，下唇也有相似的斑点。这是早期诊断麻疹的重要依据。

（3）发热后 3~4 天开始出皮疹。皮疹先由耳后出现，逐渐发展至颈部、面部、躯干、四肢，最后至手心、脚心；皮疹颜色鲜红，略高于皮肤，皮疹之间可见到正常的皮肤颜色。

（4）出疹一般持续 3~4 天，疹子出齐后开始消退，体温逐渐恢复正常。皮疹消退后皮肤上留有褐色的斑点，经 2~3 周斑点消失。

3. 护理

（1）保证患儿居室空气清新。室温应恒定，空气较湿润为宜，避免让风直接吹向患儿。

（2）注意眼部卫生和鼻腔、口腔的清洁。要常洗脸，洗净眼睛分泌物。另外，保证鼻腔和口腔的清洁，可用棉签蘸温开水清除鼻涕，让患儿多喝水，有清洁口腔的作用。

（3）饮食要易于消化并保证充足的营养。发热时，饮食要清淡，但也不必完全吃素，因为麻疹病程较长，必须保证儿童获取足够的营养物质。

（4）发热时应采取有效降温措施。如高烧不退，会加重病情或引起抽风，因此可适当服用退烧药或采取物理降温的方式帮助儿童将体温降至38℃以下。

（5）密切观察，注意并发症。患儿疹子出不透就突然消失，疹子颜色淡白或发紫，这可能是并发症的表现。一般是由肺炎、心肌炎等疾病引起，遇到

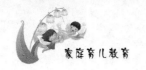

这种情况应及时就医。

4. 预防

（1）接种麻疹减毒疫苗。

（2）2 岁以下或有慢性病的小儿，接触麻疹病人后，可进行人工被动免疫。

（3）病人停留的房间，开窗通风 3 小时。

（四）风疹

1. 病因

风疹是由风疹病毒引起的呼吸道传染病，传染性较小，多见于 5 个月 ~ 5 岁的小儿，成人也偶有发生。

2. 症状

（1）病初有感冒症状：流涕、咳嗽、发烧等。

（2）发烧当日或次日出现疹子。

（3）身后及颈部淋巴结肿大。

3. 护理

多喝开水，避免传染。加强护理，室内空气保持新鲜，加强营养。隔离至出疹后 5 天。

4. 预防

注射风疹疫苗；早发现、早隔离。

（五）流行性感冒

1. 病因

流行性感冒是由流感病毒引起的呼吸道传染病，多在冬末春初流行。该病传染力强，经飞沫直接传播，飞沫污染手、用具等也可造成间接传播。病后免疫力不能持久。流感病毒易发生变异，当人群对变异的病毒尚无免疫力时，常酿成世界性大流行。

2. 症状

（1）潜伏期数小时至 1 ~ 2 日，起病急、高烧、寒战、头痛、咽痛、乏力、眼结膜充血。

（2）以胃肠道症状为主者，可有恶心、呕吐、腹痛、腹泻等症状。

（3）以肺炎为主者，发病1~2日后即出现咳嗽、气喘等症状。

（4）部分病儿有明显的精神症状，如嗜睡、惊厥等。

（5）婴幼儿常并发中耳炎。

3. 护理

（1）高烧时应卧床休息，并适当降温，温度不超过38℃时宜采用物理降温的方法。

（2）患儿居室要有阳光，空气新鲜。

（3）饮食易消化，有营养，多饮水。

（4）可选用板蓝根等抗病毒药物进行治疗。

（5）护理者应做好自我防护，如戴口罩、护理患儿后洗手。

4. 预防

（1）加强锻炼，多进行户外运动。

（2）增强营养，做到膳食均衡。

（3）冬季应保持室内温度恒定，每日开窗通风，确保室内空气质量。

（4）有流感流行时避免到人多的公共场合。

（六）猩红热

1. 病因

猩红热为乙型溶血性链球菌引起的呼吸道传染病。细菌在病人或健康带菌者的鼻咽部生存，通过空气飞沫传染，也可经细菌污染的食物、玩具等间接传播。多发生于2~10岁儿童。常见于冬春季节。

2. 症状

（1）起病急、发烧、嗓子痛、有呕吐。

（2）发病后1~2天出皮疹，十分密集，呈现一条红线。

（3）面部潮红，但口唇周围明显苍白。

（4）病后2~3天，舌乳头肿大突出，即"杨梅舌"。

（5）病后1周左右，皮疹消退，体温恢复正常，皮肤有不同程度的脱皮现象。

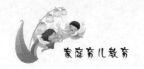

3. 护理

（1）卧床休息，注意饮食。

（2）注意口腔清洁，可淡盐水漱口等。

（3）疹退后皮肤脱屑，不要用手撕剥，以免撕破皮肤引起感染。

（4）应于病后 2~3 周，检验尿，防止急性肾炎。

（七）腮腺炎

1. 病因

腮腺炎，俗称"肿乍腮"，是由腮腺炎病毒引起的呼吸道传染病。患儿腮腺肿大期间，唾液中有病毒，经飞沫传染。

2. 症状

（1）起病急，可有发热、畏寒、头痛、食欲不振等症状。

（2）1~2 天后腮腺肿大，肿大以耳垂为中心，边缘不清楚，有轻度压痛，张口或咀嚼时感到腮腺部位胀痛，尤以吃硬的或酸的食物时疼痛加剧。

（3）一般先一侧腮腺肿大，1~2 日后另外一侧也肿大，经 4~5 天后消肿。

3. 护理

（1）注意口腔清洁，饭后漱口。

（2）饮食以流质、软食为宜，避免吃刺激性食物。

（3）可采用中草药制剂，如板蓝根。

4. 预防

（1）患儿应隔离至完全消肿为止。

（2）接触者可服用板蓝根冲剂进行预防。

（八）百日咳

1. 病因

百日咳为百日咳杆菌引起的呼吸道传染病。病人自潜伏期末至发病后 6 周均有传染性，主要经飞沫传染，新生儿也会受感染。

2. 症状

（1）感冒症状，如流涕、咳嗽等。

（2）痉咳期表现为阵发性的咳嗽，常将食物吐出，面色青紫。

（3）经 2~6 周痉咳期进入恢复期。恢复期 2~3 周。

3. 护理

（1）空气新鲜、阳光充足。

（2）呕吐后，用温开水漱口，补给少量食物。

（3）家长对待病孩要耐心，孩子精神愉快也可减少阵咳发作。

（九）小儿结核病

1. 病因

结核病是由结核杆菌引起的慢性传染病。本病要经呼吸道传播，病人咳嗽时，带有结核菌的飞沫浮游于空气中，可直接传播；病人窨出的痰干燥后，病菌散播于飞扬的尘埃中，也可造成传染。饮用未消毒的污染了牛型结核菌的牛奶或食用被人型结核菌污染的食物亦可受感染。

2. 症状

（1）病初可有低烧、轻咳、食欲减退。

（2）病情发展则有长期不规则低烧、盗汗、乏力、消瘦等症状。

（3）若给予合理、及时的治疗，预后良好，原发病灶钙化。

（4）未经合理治疗，病灶长期残留，有可能发展成继后性肺结核。

3. 护理

（1）按医嘱用药，用药的原则是早期、规律、全程、适量。

（2）加强锻炼，充分调动机体抵抗力。

（3）避免接触各种传染病。

（4）避免继续与开放性结核病人接触，以免反复受感染。

（5）及早接受治疗。

（十）流行性乙型脑炎

1. 病因

流行性乙型脑炎是由乙脑病毒引起的急性中枢神经系统传染病，通过蚊虫传播，多发生于儿童，多在夏秋季流行。

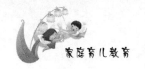

2. 症状

（1）起病急，发热、头痛、喷射性呕吐、嗜睡。

（2）2～3天后，体温可达到40℃以上，同时伴有抽风、昏迷等表现。

（3）少数患者可留下后遗症，如不能说话、肢体瘫痪、智力减退等。

3. 预防

（1）应在流行期前1～2个月接种乙脑疫苗。

（2）搞好环境卫生，消灭蚊虫孳生地。在流行季节应充分利用蚊帐以及驱蚊产品做到防蚊、驱蚊。

（十一）病毒性肝炎

1. 病因

病毒性肝炎是由肝炎病毒引起的传染病。肝炎病毒可分为甲型、乙型、丙型等诸多类型。

（1）甲型肝炎病毒可引起甲型肝炎。病毒存在于病人的粪便中，粪便污染了食物、饮水，经口造成传染。

（2）乙型肝炎病毒可引起乙型传染性肝炎。病毒存在于病人的血液中，病人的唾液、乳液等体液也带有病毒。含有病毒的极微量的血液就能造成传染，可通过输血、注射血制品、共用注射器等途径传播。

2. 症状

感染了甲型肝炎病毒后，约经过1个月的潜伏期发病，有黄疸型肝炎和无黄疸型肝炎两种类型。感染了乙型肝炎病毒，经过2～6个月的潜伏期发病，多为无黄疸型肝炎，黄疸型较少。

1）黄疸型肝炎的症状

发病初期与感冒类似，相继出现食欲减退、恶心、呕吐、腹泻等症状，尤其不喜欢吃油腻的食物。同时，精神不好、乏力、烦躁。发病一周左右，巩膜、皮肤出现黄疸，尿色加深，肝功能异常。出现黄疸后2～6周，黄疸消退，食欲、精神好转，肝功能逐渐恢复正常。

2）无黄疸型肝炎

比黄疸型肝炎病情轻微，一般可有发热、乏力、呕吐、头晕等症状。在整个病程中不出现黄疸。

3. 护理

（1）患儿应到传染病医院进行治疗。患病期间应卧床休息，病情好转后可轻微活动，但以不感觉疲劳为宜。

（2）饮食中要减少脂肪摄入，适当增加蛋白质和糖的量，多吃蔬菜、水果，脂肪过多会加重肝脏的负担，甚至产生脂肪肝。但要注意蛋白质和糖的量不能过度，过剩的蛋白质和糖会转化成脂肪，并可加重腹胀。

（3）做好消毒隔离。病人的食具、水杯、牙刷等要专用，并每日消毒。

（4）护理人员要注意自我防护，护理患儿后要用肥皂认真洗手。

4. 预防

（1）接种甲肝疫苗、乙肝疫苗，保护易感者。

（2）注意个人卫生、饮食卫生，水杯、牙刷等要专人专用。

（3）做好日常的消毒隔离工作。

（4）托幼机构工作人员应定期体检。

（5）早发现、早隔离病人。病人隔离后，所在班级的玩教具、被褥、食具、毛巾等要进行彻底消毒。

（十二）细菌性痢疾

1. 病因

细菌性痢疾是由细菌引起的肠道传染病。病菌存在于病人的粪便中，经口传染。

2. 症状

（1）发病急，高热、腹痛、腹泻。一日腹泻可达几十次，有明显的里急后重（刚排完便又想排，总有大便未排净的感觉）。大便内有黏液和脓血。

（2）少数患儿未见脓血便，就发生高热、抽风、昏迷，为中毒性痢疾。

3. 护理

（1）饮食要以流质和半流质为主，忌食多渣、油腻或刺激性食物。

（2）应坚持治疗，遵医嘱按疗程用药，以防治疗不彻底，发展为慢性菌痢。

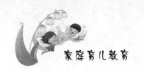

（3）避免长时间坐在便盆上，以免出现脱肛。每次排便后，用温水清洗肛门及周围皮肤。

（4）注意消毒隔离。

（十三）手足口病

1. 病因

手足口病又名发疹性水疱性口腔炎，主要是由肠道病毒引起的一种传染病。多发生于5岁以下儿童。可引起手、足、口腔等部位的疱疹，少数患儿可引起心肌炎、肺水肿、无菌性脑膜脑炎等并发症。患者咽喉分泌物及唾液中的病毒可通过空气（飞沫）传播，故与生病的患儿近距离接触可造成感染。饮用或食入被病毒污染的水、食物，也可发生感染。

2. 症状

多以发热起病，一般为38℃左右。随后，口腔黏膜出现分散状疱疹，米粒大小，疼痛明显；手掌或脚掌部出现米粒大小疱疹，疱疹周围有炎性红晕。

轻症患者早期有咳嗽流涕和流口水等类似上呼吸道感染的症状，也可能有恶心、呕吐等反应。发热1~2天后开始出现皮疹，通常在手足、臀部出现或出现口腔黏膜疱疹。个别患儿不发热，只表现为手、足、臀部皮疹或疱疹性咽炎，病情较轻。大多数患儿在一周以内体温下降、皮疹消退，病情恢复。

重症患者病情发展迅速，在发病1~5天出现脑膜炎、脑炎、脑脊髓炎、肺水肿、循环障碍等并发症，极少数病例病情危重，可致死亡，存活病例可留有后遗症。重症患者表现为：精神差、嗜睡、头痛、呕吐、甚至昏迷；肢体抖动、痉挛、眼球运动障碍；呼吸急促、困难，口唇紫绀，咳嗽，咳白色、粉红色或血性泡沫样痰液；面色苍灰、四肢发凉；脉搏浅速或减弱，血压升高或下降。

3. 治疗

应及时就医，轻症者可进行抗病毒、抗感染、全身支持治疗；重症患者还应密切监测病情变化，尤其是脑、肺、心等重要脏器的功能。

4. 预防

（1）做到勤洗手、洗净手、喝开水、吃熟食、勤通风、晒衣被。

（2）做好晨间检查，发现疑似病人，及时隔离治疗。

（3）对被污染过的日常用品、食具等应消毒处理。患儿衣物、被褥、玩具、毛巾等要在阳光下暴晒。

（4）在传染病流行时，尽量少带孩子去拥挤的公共场所，减少被感染的机会。

（5）要注意幼儿的营养、休息，防止过度疲劳，降低机体抵抗力。

（十四）脊髓灰质炎

1. 病因

脊髓灰质炎是一种由脊髓灰质炎病毒引起的急性传染病。本病的传染源是患者及病毒携带者，其中隐性感染者及无症状的患者由于不易被发现且数量较多，故为主要传染源。本病病毒主要是经口侵入，但在病前 3～5 日至发病后 1 周左右亦可经呼吸道由飞沫侵入人体。脊髓灰质炎一般多发生于小儿，部分患者可发生弛缓性神经麻痹，故俗称"小儿麻痹症"。

2. 症状

（1）前驱期：发热、纳差、多汗、乏力、烦躁，可伴咽痛、咳嗽或恶心、呕吐、腹泻等。通常持续 1～3 天。

（2）瘫痪前期：前驱期热退后 1～6 天，体温再次上升（双峰热）。出现头痛、肌肉痛、感觉过敏、多汗、颈项强直等。

（3）瘫痪期：热退后出现不对称性弛缓性瘫痪，以单侧下肢瘫最为常见。瘫痪特点为近端大肌群受累较远端肌群重，感觉存在。肌张力减低，腱反射消失。可有颅神经麻痹，或有高热、意识障碍、抽搐等脑炎表现。

（4）恢复期：瘫痪后 1～2 周，瘫痪肢体肌群由远端开始而后近端逐渐恢复。

（5）后遗症期：严重受累的肢体出现萎缩或畸形，而至跛行或不能站立。

3. 预防

（1）新生儿由于从母体内获得抗体而不易患病，生后 3～4 个月抗体降至最低水平。应及时服用脊髓灰质炎疫苗，俗称"糖丸"。

（2）搞好环境卫生，消灭苍蝇，培养良好卫生习惯。

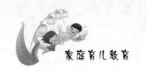

（3）本病流行期间，儿童应少去人群众多场所，避免过分疲劳和受凉。

（十五）狂犬病

1. 病因

狂犬病又名恐水症，是由狂犬病毒引起的一种伤及中枢神经系统的人畜共患急性传染病。流行性广，病死率极高，几乎为100%。

2. 症状

临床表现为特有的恐水、恐声、怕风、恐惧不安、咽肌痉挛、进行性瘫痪等。

（1）潜伏期：潜伏期一般平均为20～90天。在潜伏期中感染者没有任何症状。

（2）前驱期：感染者开始出现全身不适、低热、头疼、恶心、疲倦、继而恐惧不安，烦躁失眠，对声、光、风等刺激敏感而有喉头紧缩感。在愈合的伤口及其神经支配区有痒、痛、麻及蚁走等感觉异常等症状。

（3）兴奋期：表现为高度兴奋，突出为极度的恐怖表情、恐水、怕风。体温升高（38～40℃），可有声音嘶哑，说话吐词不清，呼吸肌痉挛导致的呼吸困难。同时，可有大汗淋漓、心率加快、血压升高等表现。但病人神志多清楚，也有精神失常的可能性出现。

（4）麻痹期：如果患者能够渡过兴奋期而侥幸存活下来，就会进入昏迷期，本期患者深度昏迷，但狂犬病的各种症状均不再明显，大多数进入此期的患者最终因器官衰竭而死。患者常常因为咽喉部的痉挛而窒息身亡。

3. 治疗

应对患者严格隔离，让其安静卧床，防止一切声、光、风的刺激，同时进行相应治疗。但目前来看，只有极其个别的狂犬病患者能够治愈，其病死率接近100%，目前尚无积极有效的治疗措施。

4. 预防

（1）管理传染源，捕杀野犬。家犬应进行登记与疫苗接种。

（2）及时有效地处理伤口，并注射狂犬疫苗。被狗咬伤后，应立即冲洗伤口，可自行先用自来水或肥皂水直接冲洗伤口，至少冲洗30分钟，尽量把可能进入伤口的病毒冲洗掉，伤口不宜包扎。然后应按要求注射狂犬疫苗。

（十六）传染性非典型肺炎

1. 病因

传染性非典型肺炎是指近来世界部分国家和我国局部地区发生的，原因不明，主要以近距离空气飞沫和密切接触传播为主的呼吸道传染病。世界卫生组织宣布，引起本次传染性非典型肺炎的病原体是冠状病毒科新种，称为 SARS 病毒，传染性较强，病情重，进展快，危害大。

2. 症状

起病急，发热，体温一般高于38℃，偶有畏寒，可伴有头痛、关节酸痛、全身乏力、腹泻等；一般没有上呼吸道其他症状；可有干咳、少痰，偶有血丝痰；可有胸闷，严重者会出现呼吸加速、气促，或明显呼吸窘迫，肺部体征不明显，部分病人可闻少许湿啰音。化验检查，早期白细胞总数不升高，常有淋巴细胞计数减少。潜伏期一般为 2 ~ 12 天，通常在 4 ~ 5 天。常常引发以下并发症，如休克、心率紊乱或心功能不全、肾功能损害、肝功能损害、DIC、败血症、消化道出血等。

与普通感冒相区别：感冒通常是在淋雨、受凉、过度疲劳后，因抵抗力下降才容易得病。因此，普通感冒往往是个别出现，不会像非典型肺炎那样流行。感冒发病时，多数是低热，很少高热，病人鼻塞流涕、咽喉疼痛、头痛、全身酸痛、疲乏无力，症状较轻微，如果没有并发症，一般不会危及生命。

3. 预防

（1）注意公共和个人卫生。

（2）非典疫苗试验正在研制中。

（十七）流行性出血性结膜炎

流行性出血性结膜炎是一种暴发流行的、剧烈的急性结膜炎，俗称"红眼"，多发生于夏秋季节，其致病的病原体为肠道病毒70型。本病特点是发病急、传染性强、刺激症状重，结膜高度充血、水肿，合并结膜下出血、角膜损害及耳前淋巴腺肿大。

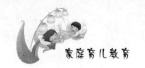

1. 病因

常见的致病菌为肺炎双球菌杆菌、流行性感冒杆菌，金黄色葡萄球菌和链球菌也可见到。后两种细菌平常可寄生于结膜囊内，不引起结膜炎，但在其他结膜病变及局部或全身抵抗力降低时有时也可引起急性结膜炎的发作。细菌可以通过多种媒介直接接触结膜，在公共场所、集体单位如幼儿园、学校及家庭中迅速蔓延，导致流行，特别是在春秋二季。

2. 症状

（1）有剧烈的疼痛、畏光、流泪等重度刺激症状和水样分泌物；

（2）眼睑红肿，结膜高度充血、水肿，球结膜下点、片状或广泛出血；

（3）角膜弥漫点状上皮脱落，荧光素着色；

（4）耳前或颌下淋巴结肿大。

3. 预防

（1）红眼病多见于春秋季节，可散发感染，也可流行于学校、工厂等集体生活场所。

（2）忌食葱、韭菜、大蒜、辣椒、羊肉、狗肉等辛辣、热性刺激食物，最好不吃带鱼、鲤鱼、虾、蟹等海腥发物。

（3）饮食原则：如患者风重于热，在饮食上宜吃散风为主、清热为辅的食物，可用车前草、薄荷叶煎汤洗眼或服用。如因热重于风引起，饮食上宜清热为主、散风为辅。

4. 治疗

1）治疗原则

（1）局部应用抗病毒眼药，全身应用抗病毒药物。

（2）局部应用抗生素眼药防治继发细菌感染。

（3）局部应用促进角膜上皮修复药物，口服各种维生素。

2）用药原则

（1）对急性期应用两种抗病毒眼药交替滴眼，并合并使用抗生素眼药。

（2）口服1～2种抗病毒药物。

（3）对炎症控制后加用角膜宁滴眼液、素高捷疗眼膏、口服多种维生素以促进角膜上皮的修复。

（4）重症病例可考虑应用干扰素。

（5）本病传染性极强，主要为接触传染，注意避免。

（十八）沙眼

由衣原体感染引起的，以双眼痒痛、羞明流泪，或眵多胶粘、睑内红赤颗粒等为主要表现的一种慢性传染性结膜炎。

1. 临床表现

（1）患眼异物感、流泪；

（2）睑结膜及穹隆结膜充血、血管模糊、乳头肥大、滤泡增生、疤痕形成呈灰白色线状或网状；

（3）角膜血管翳。

2. 诊断依据

（1）上睑和上穹隆部结膜血管模糊充血，乳头增生或滤泡形成，或二者兼有。

（2）上睑和（或）上穹隆部结膜出现疤痕。

（3）角膜血管翳。

（4）结膜刮片有沙眼包涵体或沙眼衣原体检查阳性。在第一项的基础上，兼有其他三项之一项者可诊断为沙眼。

3. 治疗原则

（1）局部应用抑制沙眼衣原体的滴眼液及眼膏。

（2）病变广泛、症状重者，加用磺胺类药。

（3）乳头多者行沙眼摩擦术，滤泡多者行沙眼挤压术。

4. 用药原则

（1）一般选用"A"中1~2种眼药交替滴眼，交替使用。

（2）症状重时加服磺胺类药其中一种，一疗程后停药一周可进行第二疗程。连续2~3疗程。

（3）行沙眼摩擦术或沙眼挤压术的目的是促进药物的疗效。

第五章 学前儿童心理的发育与保健

学前儿童的生长发育包括身体的生长发育和心理发育两个方面。就每一个体而言，身体和心理的发育是互为影响、相辅相成的。对于教育工作者来说，在了解掌握学前儿童生理的发育过程、特点和规律的基础上，还应进一步研究学前儿童心理的发育过程、特点和规律以及心理发育状况等，以此作为对学前儿童实施健康保健的依据，促进儿童身心全面和谐地发展。

第一节 心理健康概述

一、什么是心理健康

随着科学技术的发展，儿童心理卫生问题亦日益受到人们的重视。从儿童的生长发育过程中可以观察到，心理和生理因素是统一的、相互影响的。儿童体格上的缺陷可以引起心理异常。长期情绪受压抑的儿童，外表也可以表现出病态、站立不直、行动迟缓、精神不振，常睡眠不足，并有消化功能紊乱。研究幼儿心理卫生的目的是为了促进幼儿心理健康发展，防治各种精神障碍，为今后的心理健康奠定良好的基础。

心理健康又称心理卫生、精神卫生、精神健康，是研究关于保护和增进人的心理健康的心理学原则、方法和措施。心理健康有广义和狭义之分。狭义的心理健康，目的是在于预防精神疾病的发生。广义的心理健康，则以促进人们的精神健康、发挥更大的精神效能为目标。

心理健康从内容上大体可分为个体心理健康和群体心理健康两个方面。个体心理健康是指一个人从出生到死亡不同年龄阶段的心理卫生；群体心理健康是指不同群体的心理卫生。总的目标是促进人们的精神健康，预防心理、精神方面的各种疾病的发生。

二、学前儿童心理健康的重要性

儿童的身心正处于迅速发展的阶段，他们心理健康的特征是与他们的身心发展紧密联系在一起的。他们虽然已经具有人体的基本结构和生理功能，但是各个器官、各个系统尚未发育完善，解剖、生理和心理特征与学龄儿童有很大区别。

学前儿童对外界环境的影响比较敏感，容易受各种不良因素的伤害。对学前儿童实施心埋保健，尽量为儿童创设和利用有利的条件，控制和消除各种不利因素，对促进儿童的身心健康有重要作用。

做好学前儿童的心理健康工作，不仅可以将学前儿童的行为问题、心理障碍消灭在萌芽状态，更为重要的是促进儿童在认知、情感、意志和个性等方面正常的发展，培养健全的人格，使其对社会具有良好的适应能力。维护和增进学前儿童心理健康，是21世纪对人才培养的要求。

这里，我们一直强调，要保证心理卫生、促进心理健康。那么，究竟什么是心理健康的标志呢？孩子心理健康的体现是什么呢？我们一起研究、探讨一下。

三、儿童心理健康的指标

心理健康与否总是有它的评判标准，下面谈到的儿童心理健康的标志，是"理想"的标志。每个儿童都可能有这方面或那方面的不足，之所以提出心理健康的标志，可以把它看成是培养儿童应努力达到的目标。

1. 智力发展正常

心理学里，把智力看作是以思维力为核心的，包括观察、注意、记忆、想象、思维等各种认知能力的总和。它是个体摄取外界多样化的信息，将其作为知识而加以系统化的过程。正常的智力水平是儿童与周围环境取得平衡和协调

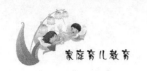

的基本心理条件。一般把智力看作是以思维能力为核心，包括观察力、注意力、记忆力、想象力等各种认知能力的综合。智力的高低是先天遗传和后天环境共同作用的结果。智力以先天素质为物质基础，在人与环境的交互作用中得以发展。

2. 情绪稳定，情绪反应适度

情绪是一个人对客观事物的内心体验。它既是一种心理过程，又是心理活动赖以进行的背景。良好的情绪，反映了中枢神经系统功能活动的协调性，表示人的身心处于积极的平衡状态。心理健康的儿童"身在福中知福"，愉快、乐观。心里有了委屈、痛苦、挫折，能合理地宣泄不良的情绪。

3. 乐于与人交往，人际关系融洽

现在，人们提到"团队精神"的概率越来越多，这是体现合作能力的出发点。比如，一个集体的团结共进和成绩的取得都要靠团队精神的个体表现。我们可以列出这样的式子：个体能力＋团队精神＋与时俱进＝个体的进步和成功＝集体的成绩＝社会的进步。

儿童的人际关系虽然比较简单，人际交往的技能也比较差，但是，心理健康的儿童乐于与人交往，也希望通过交往而获得别人的了解、信任和尊重。

4. 行为统一和协调

儿童有意注意的发展和思维的完善，使他们的言行统一协调起来，并促进情绪情感的表达日趋合理成熟。例如，不能通过哭闹获得玩具等。

5. 性格特征良好

性格是个性的最核心、最本质的表现，它反映在对客观现实的稳定态度和习惯化了的行为方式之中。而个性是指个体的比较稳定、经常、具有一定倾向性的心理特征，这种特征不是与生俱来的。

个体性格特征良好，表现在具体方面就是易与人相处，有人格吸引力、魅力。儿童在学前期形成的个性心理特征和个性倾向，是一个人个性的核心成分，所形成的个性虽然只具雏形，还未定型，但对儿童一生健康个性的形成具有重要的意义。一般而言，儿童个性是在一定的社会文化环境中通过主题的不断内心过程而逐渐形成的。由于儿童个性还未定型，故容易受到社会文化环境中的各种消极因素的影响，而导致其个性发育受到损害，发生人格的偏离。故创造良好的环境，尤其是心理环境，从小注重个性培养，是保证儿童健全人格的重要前提。

在日常生活中具体标准不止上述这五点，还可总结为：有充沛的精力，能从容不迫地应付日常生活和学习中的压力而不过分紧张等。我们在本书伊始给大家提到的健康评价标准中已囊括了生理、心理和社会适应性这三个方面的健康要求，所以，在这里就不再赘述，只作简单提及即可。

中医理论讲到"思伤脾，怒伤肝，喜伤心，恐伤肾，忧伤肺，百病之生于气也"。这说明，人的喜形于色、身心相关、形神是相应的。

我们来看第四个大问题：影响学前儿童心理健康的高危因素。

四、影响学前儿童心理健康的高危因素

保证孩子心理健康，要以预防为主的精神出发，找出容易诱发婴幼儿心理卫生问题的"高危因素"和容易发生心理卫生问题的"易感儿"，使婴幼儿尽量避免不利于心理健康因素的影响。

（一）出生后人工喂养或母乳喂养不足三个月的婴儿

喝母乳是婴儿的权利，也是母亲应尽的义务。母乳喂养不但能提供合理的营养，保证孩子正常生长发育，而且能使母婴间进行情感交流，建立依恋情感，有助于婴儿心理健康。

（二）未能合理断奶的婴儿

从吃奶到断奶是一个逐渐完成的过程，不是一蹴而就的。著名心理学家朱智贤在其著作《儿童心理学》上曾发表过自己的见解，总结了不合理的断奶现象，有以下几种：

（1）单纯哺母乳而未按月龄添加辅食，以致在消化功能上及心理上均未给断奶做好必要的准备。

（2）采取突然断奶方式，强制性"扑灭"孩子仍然强烈的吃奶欲望。

（3）断奶太晚，超过两岁仍未断奶。

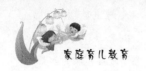
最佳断奶时期控制在婴儿 12 个月左右。不合理的断奶方法会导致孩子断奶后出现种种心理卫生问题。所以，给孩子喂哺、科学喂养孩子是一门科学。断奶也要讲究科学，要做到恰到好处、水到渠成。

（三）VD 缺乏性佝偻病患儿

VD 缺乏性佝偻病的早期，骨骼方面的变化尚未出现时，患儿即有明显的精神神经症状，如易激怒、烦躁不安、夜惊等不良情绪和睡眠障碍。病情发展，患儿的运动能力也将受到影响。佝偻病是影响三岁以下孩子身心健康的常见病，20 世纪末，根据有关部门对我国 22 各省市、自治区近 11 万婴幼儿的调查，该病的发病率高达 32%，其中有些省市超过 50%。预防佝偻病也是讲究精神卫生的有力措施。

（四）营养不良性贫血患儿

根据国内外对"缺铁性贫血患儿心理特点"的研究结果，患儿中存在心理卫生问题的比例明显高于正常儿童。营养性巨幼细胞性贫血患儿更有典型的精神神经症状，表情呆滞、反应迟钝、情感淡漠、条件反射不易形成、智力出现倒退。

目前，营养不良性贫血仍然是影响学前儿童身心健康的常见病，城市儿童患缺铁性贫血的占 40%。预防和矫正营养不良性贫血，也是研究神经卫生的措施之一。

（五）慢性病患儿

患癫痫、支气管哮喘等慢性病的患儿，需要长期治疗和调养。患儿与正常儿童比较，在性格、情绪和行为方面均易出现异常，表现出"病态性格""行为失常"和"智力倒退"等心理卫生问题。这与病孩备受娇惯、生活懒散和感情脆弱有关；加上缺少小伙伴，变得孤僻、难以合群、情感淡漠、易激怒，等等，性格古怪，有时智力上也会出现问题。所以，这类孩子心理不健康，容易出现犯罪心理和动机。

（六）先天畸形、生理缺陷儿童

外表的与众不同，被人起绰号，受侮辱，会使孩子因肉体方面的自卑感而苦恼。先天畸形（如兔唇、六指等）、生理缺陷（如斜视、下兜齿等）以及皮肤黑、肥胖等，都是诱发学前儿童心理卫生问题的不可忽视的因素。这样的孩子易自卑、出现心理畸形。由身体畸形而影响到心理，是比较常见的。这样的孩子一般还很敏感，也有个别孤傲的案例出现。

（七）有精神病家族史的儿童

根据我国有关儿童和少年精神病的调查，患儿中约有 1/3 有精神病家族史。发病年龄小至 3 岁，多数为 12 ~ 14 岁。其中小年龄即发病的，受遗传因素的影响较大。

五、怎样使儿童有健康的心理

（一）不同年龄学前儿童的心理卫生重点

1. 0 ~ 1 岁

从出生到一岁的孩子，心理学上称为乳儿期。乳儿就是吃奶的孩子，那么谈到乳儿的心理卫生，就从吃奶说起吧。

1）母乳喂养好

母乳是乳儿最理想的食品。母乳营养丰富、含有抗体、容易消化、新鲜干净、不凉不热，喂哺方便，而且先稀后稠适合乳儿胃口，这么多好处还没完全概括。除生理上的好处外，从心理学角度来说，让孩子得到感情上的温暖，有助于亲子依恋的形成，而且也是儿童练习"社交"的开始。

孩子一边吃奶，妈妈一边朝着他微笑，抚摸着。肌肤的接触、爱抚的动作和柔声细语，为乳儿提供社会性心理刺激，建立起母子相依的情感，也是最初的"社交"。这一切都有利于乳儿的心理健康。

2）趴、爬好处多

俗语说：3 个月抬头，6 坐 8 爬。说的是孩子在成长过程中一些能力的发展，即 3 个月之前学会抬头，6 个月时能稳坐，8 个月时能爬。这些动作能力的掌握对于小儿来说是非常有益的。这使孩子的各系统发育更加迅速。需指出的是，这些动作的训练对于 1 岁至 1 岁半左右学会走路是起基础作用的，这个

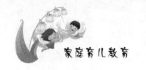

基础没有，上层也不易建成。

根据美国哈佛地区的乳儿动作发育调查资料，在一岁半时不能独立走5步以上的孩子中，多数是没学会爬，只习惯于坐着蹭的孩子。他们不仅走路晚，走路的姿势也不好。

爬还是乳儿主动先前移动的最早形式，克服"距离"的障碍，拿到喜欢的玩具，从而得到更多的喜悦和满足。

3）抱抱，视野更开阔

如果说孩子不能抱，一抱就放不下了，倒是有这种可能。但是因此老让孩子躺着，就因小失大了。经常抱抱孩子，到窗前看看，到处走走，孩子的视野就会豁然开。0~1岁正是脑细胞数目逐渐增殖和结构复杂化的关键期，单调的环境不能提供足够的信息量，不利于脑细胞结构和功能的发展。整天望着天花板或者眼前的一小片天地，乳儿就会感到乏味，消极的情绪多于积极的情绪，有的则孳生怪癖，聊以自慰。

4）让孩子多活动手

曾经有一位教育家说过这样一句话："儿童的智慧在他的手指尖上。"手的活动可以刺激相当大范围的大脑皮质，脑的发育又使手的动作更加灵活、准确、精细，这就是"心灵手巧、手巧心灵"的相辅相成的关系。

新生儿的小手可以有"抓握动作"，但这只是一种本能。除此之外，就只能是无目的地乱动了。渐渐地，手有了抚摸的动作。孩子游戏喜欢用一只手抚摸另一只手，手成了他们了解世界、认识自我的工具。如果双手被襁褓困住，那么大脑所得到的信息就少多了。

过了半岁，眼睛和手就能逐渐配合，手伸向看到的物体，不再是瞎碰了。孩子还学会了拇指与其他四指对立的抓握动作，这是人类操纵物体的典型方式。从此，孩子成了"摆弄迷"，在摆弄东西中感知物体的大小、轻重、软硬、上下等。

多让孩子活动手，手巧心也灵。比如多玩玩具、抓握等，特别注重左侧肢体训练以开发右脑。

5）让孩子早开口

人们大都会有这样的感觉，语言发育较早、较快的孩子，智力发育也好一些。也就是说，嘴巧的孩子往往心眼也灵。嘴巧是善于语言表达，心灵则是思维敏捷。

诱导孩子发音，训练孩子早开口说话，不单单是让孩子掌握语言的本领和技巧，更重要的是发展孩子的智力。

2. 1～3 岁

心理学上把 1～3 岁的孩子叫婴儿。婴儿开始懂事了，心理健康就显得更为重要。

1）不要抽冷子断奶，注意添加辅食

断母乳对孩子来说是件大事，处理不好会对幼小的心灵造成创伤。母乳虽然是乳儿的天然营养品，但随着乳儿长大，单吃母乳营养就不够了。就拿铁的需要量来说吧，若只由牛奶或其他代乳品提供铁，100 毫升乳类只提供 0.1 毫克的铁，而一天铁的需要量是 10 毫克，这就要靠加辅食来补充铁。6～7 个月，开始出牙，胃容量也大了，只吃流质食物不能吃饱，也要加一些半流质或固体的食物。所以，加适当的辅食可为适应断母乳后的食品从消化功能上做好准备。

添加辅食还为顺利断母乳做了心理上的准备。从果汁到菜泥、细碎食品，逐渐粗糙起来。五颜六色、味道各异的辅食，开阔了乳儿的眼界。绿绿的菜泥、红红的胡萝卜泥、白白的豆腐、黄黄的蛋黄，都是有益的感觉刺激。辅食使孩子知道，除了母乳以外还有许多好吃的东西。

饼干、烤馒头片等"手拿食"，不仅锻炼了孩子的手眼协调动作，还因为自己抓着吃更有滋味。这一切都冲淡了孩子对母乳的依恋，为断奶在心理上铺平了道路。若平时很少加辅食，忽然断了母乳或采用在乳头上抹红药水、辣椒水、黄连等法子，把孩子吃奶的欲望吓回去，就会造成孩子情绪波动，或者拒食、夜惊。应该按月龄添加辅食，到 10 个月左右以粥、面等为主食，奶类为辅食，除了早晚喂母乳，其他要用饭代替奶。到了 1 岁多准备断奶时，要慢慢地在 1～2 周内断完，使孩子有个适应过程。

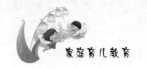

2）别用吃食给孩子解闷儿

蛋糕、饼干等孩子喜爱的食品，可以当做点心，补充正餐的不足，但不能孩子一闹就用这些食物把嘴堵上。孩子玩腻了往往是有了新的需要，而这种需要正是心理发展的动力。玩具的种类，玩的方法要随着孩子年龄的增长不断更新，对孩子来说"玩物"可以"增智"。如果不去揣测孩子的心理，改变单调的环境，一味用吃食物给孩子解闷儿，只能使孩子越发贪吃，不利于各种能力的培养。

3）饮食习惯塑造着性格

娇惯的做法对孩子并没有好处。从小培养孩子有好的饮食习惯，不仅有利于身体发育，也有益于心理发展。要教育孩子不偏食、不挑食，要让孩子懂得好吃的大家吃、不贪吃；饭前饭后帮帮忙，无形中好的品质，如谦让、自制力、独立性等都得到了磨炼。如果由着孩子抢吃、独占，就容易形成自私、任性的毛病，很难适应集体生活。

如果吃饭没有准点钟，随时随地吃零食，到了正餐的时间就吃不下几口。家长希望孩子多吃，就想方设法，有的许愿，有的吓唬，有的恳求。孩子也有法子来对付，常常用"不吃"来让家长答应条件。大多数"厌食"的孩子，性格也"执拗"。

4）对大小便的训练

在儿童的心理发展上起主要作用的是教育，包括训练。对小孩的训练，大多从调节生理功能开始。对大小便的训练可以说是最初的、最重要的训练了。1岁半～2岁就要训练孩子控制排便、排尿能力，并开始让孩子练习到厕所方便。在训练过程中要循序渐进，注意态度，不能急于求成。

因为孩子如果能从训练中得到充分的母爱，他们就会取悦于母亲，顺从母亲的要求，不再随地便溺。相反，心理创伤会削弱大脑皮质的功能，甚至5岁以后仍然尿床，以致形成遗尿症。在幼儿园中也可能遇到个别年龄小的孩子不能自控，可能会出现尿裤子、拉屎在裤子里的事情。教师也应该像母亲一样，用和蔼的态度来慢慢训练孩子，不要斥责，更不得用打骂来训练孩子对大小便的约束能力。

5）不要吓唬孩子

有些大人为了让孩子变得安静些、守规矩一点，甚至只为了逗孩子取乐，就编造一些可怕的情境来吓唬孩子，什么"大老虎来了""大灰狼来了""来咬你了"，并作出害怕的表情，孩子却是真的害怕，甚至受到惊吓。有时莫名其妙的恐怖，持久地笼罩着幼小的心灵，口吃、遗尿、夜惊等心理健康问题会接踵而来。儿时受恐吓在心理上留下的痕迹，可以持续到成人。

6）保护要适度

孩子到了3岁左右就有了自己动手的愿望，想自己吃、自己穿、自己走，然而很多父母仍然继续给孩子喂饭、穿衣、梳洗，不让孩子自己动手。成人的过分保护只会养成孩子的依赖性。有的孩子到了青少年时期生活仍不能很好自理，言谈举止也十分幼稚，失去对环境的适应能力。如果过度保护加上溺爱、纵容，孩子就会变得任性，爱发脾气，在人际交往和社会生活中也会处处碰壁。孩子"闹独立"受到压制也会形成反抗心理。

3. 3～7岁

3～7岁的孩子处于幼儿期，也叫学龄前期。这个时期的心理健康，首要的是培养孩子的角色意识。

1）培养"角色意识"

要让孩子知道他担当的是什么"角色"，该如何扮演好他的"角色"。首先要摆正孩子在家庭中的位置：他不应扮演"小霸王"的角色，不能以他为核心，让大人围着他转，他应该有礼貌、知谦让、懂规矩。当然，孩子的"角色"是否能扮演的好，关键还要看"导演"的。如果对孩子娇生惯养，那么孩子的"角色"也会扮演得不像样子。将来一旦失去家庭的保护，在生活中势必遭遇更多的冲突与创伤。

2）让家庭充满笑声

孩子的神经系统还十分脆弱，疏泄心理紧张的能力还很差，特别需要感受更多的家庭温暖。父母每天一吵，孩子心理发展会受负面影响。

3）正确对待孩子的过失和错误：不能动不动非打即骂

孩子小，知识和经验少，能力差，出现过失和错误是不足为怪的。成人尚

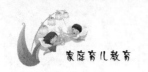

"吃一堑，长一智"，孩子更是在过失和错误中不断吸取教训、增长见识的。幼儿教师和父母在教育孩子的态度上要心平气和、循循善诱、讲清道理，不要伤害孩子的自尊心，更不能动辄斥责打骂。

4）敞开家庭的大门，让孩子有伙伴

让孩子多和小朋友接触，孩子们在一起玩就是学习，就是交际，就是乐趣。应多接触大自然，开阔眼界；参加一些适宜的社会活动，增强对社会的了解和适应能力。

5）入学准备

从幼儿园升入小学，就将进入一个崭新的环境。例如，上了小学，早上得起得早了，中午休息的时间很短，学习取代了游戏成为重要的任务，等等。

为了让孩子能尽快适应新的生活，在入学前要有所准备。尤其对没有上过幼儿园、一直生活在家里的孩子，更要有一个准备的过程。这包括：生活自理能力的培养，社会交往能力的发展，控制情绪的能力以及求知欲、性格和道德行为习惯方面的培养，等等。

总之，凡能促进儿童生长发育、提高儿童社会适应能力以及改善儿童个性品质的方法和措施，都属于儿童心理健康的研究范畴。担任心理卫生保健工作的人员，主要有家长、幼教工作者、心理工作者、医生和社会工作者等。

（二）维护儿童心理健康总的措施

1. 改善环境

我们生活在外界自然物质环境当中，外界环境的优劣严重影响着孩子的成长质量，所以，作为幼教工作者，我们要提供优化的物质环境，唤起孩子想象和创造的翅膀，帮助孩子开发潜能，使孩子生理、心理全面发展、健康发展。诸如改善空气、饮水、居住场所的环境条件，改进膳食质量，创造良好的家庭氛围和健康的社会环境等，使儿童的基本权益得到保障，人格得到尊重。

现在，工业发展很迅速，而工业发展带来的污染也越来越严重地反作用于人类。于是，人类面临着拯救自己的艰巨任务。生活中，我们应带孩子多到水青水秀、山高水丽的地方去，既能呼吸新鲜空气、有益身体；又能开阔心胸、净化视野；还能暂时逃开纷乱的闹市，让人心怡神旷。即使是很小的孩子也是非常喜欢的。

在胎教中，对于孕妇来说，也是如此。在优雅的环境中，对于孕妇及胎教都是很有益的，这是两全其美的事情。

即便不出家门，没有条件去远方山川秀美之地，也要注意改善饮水、居住、活动场所的环境条件，改进膳食质量，创造良好的家庭氛围和健康的社会文化环境，等等，以此来改进孩子的成长环境，保证孩子健康、活泼地成长。

2. 对儿童进行心理卫生教育

首先要培养孩子良好的生活习惯和行为习惯，不要自私自利，要性格开朗，能适度地表达自己的情绪情感，不乱发脾气，并主动表达自己的意见、观点和看法，多与人交流。

3. 开展心理咨询

心理医生这个行业已兴起，心理咨询室在各学校都已建立。通过筛查等方式及早发现有心理障碍的儿童，进行心理治疗。

4. 加强保健、促进健康

诸如开展健康监测、合理喂养以及计划免疫等措施，使儿童健康成长。平时，要给孩子做定期的健康检查，并注意日常的活动、晨练等。

我们要做好孩子心理疾病的预防工作，这是重要的。那么，孩子一旦出现了心理问题，我们该如何去开导，去治疗，去做好一系列的工作呢？接下来，我们就一起来关注：学前儿童的问题行为及其预防。

第二节　学前儿童的问题行为及其预防

一、学前儿童问题行为的特征

学前期各种生理的、病理的因素以及社会环境、教养方式和精神创伤等多方面的不良影响都可干扰和阻碍学前儿童心理的正常发展，导致他们产生问题行为。

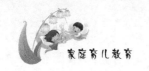

学前儿童的问题行为是儿童发展过程中特有的问题和障碍。这类问题和障碍在儿童期的时候，特别是在学龄前阶段，通常表现为情绪或行为方面的某一种或少数几种孤立的偏离常态，而不是一大堆的症状。这类问题和障碍，在儿童发展的一定阶段出现，可以看作是正常现象。只有当它们表现得过分突出，或者在不适宜出现的发展阶段出现时，才被认为是问题行为。这类问题和障碍在学前儿童发展的过程中有很大的易变性和被动性，有的会随着他们年龄的增长而自然消失，有的经过矫治即可得以纠正，有的即使终身保留也不会引起其他方面的问题。但是，对学前儿童的问题行为不能等闲视之，因为这些问题或障碍会使儿童在其社会化过程中遭受挫折，特别是有些儿童的行为偏异程度较为严重，持续的时间也较长，若不及早加以矫治，即可严重地影响其正常生活和活动，阻碍其身心健康发育，并由此导致他们的成年期的心理缺陷和社会适应不良，还会对家庭、集体和社会产生不良的影响。

在成长发育过程中，儿童出现某一种或少数几种问题行为的现象是十分普遍的。许多研究都已表明，有相当数量的学前儿童在一定的年龄阶段会表现出一些情感或行为方面的问题和障碍。例如，里奇曼等人曾对英国伦敦的 3 岁儿童做过随机抽样的流行病调查，发现这些儿童的行为问题中最为常见的问题是夜间尿床，其中男童占 44%，女童占 11%；其次，在每 6~7 个儿童中有一个儿童对食物有奇特的嗜好，14% 的儿童在夜间经常惊醒，12% 的儿童不能控制排便，12% 的儿童有各种程度的过分恐惧，8% 的儿童注意出现困难，5% 的儿童易发脾气，3% 的儿童心情不愉快，2% 的儿童过分忧虑。

在所报告的诸多研究中，由于调查时间、调查对象、调查方法和评定标准不尽相同，因而所报告的问题行为在集体、儿童中的检出率有一定的差异。但是，这些研究的研究结果都说明，这类问题行为在群体学前儿童中都占了相当的比例，而且这些问题和障碍的发生、发展和消失过程都与儿童的年龄存在着密切的关系。

问题行为在部分学前儿童中表现得较为严重，有多种症状，持续的时间也较长，称为持续性问题行为。根据上海地区制定的判别学前儿童持续性问题行为的标准，对于所列的问题行为的 28 个症状，3 岁儿童若同时存在 8 个或 8 个以上症状，4~5 岁儿童若同时存在 7 个或 7 个以上症状，即被判为有持续性的问题行为。所列的 28 个症状是：①拔头发或吮吸手指；②咬指甲或磨牙；③挖鼻孔；④口吃；⑤遗尿；⑥动作笨拙；⑦抽动症；⑧情绪易变；⑨过分哭吵；⑩离不开母亲；⑪不愿去托儿所或幼儿园；⑫怕陌生人；⑬多种恐惧；⑭暴怒；⑮任性；⑯在家待不住；⑰大声叫喊；⑱爱争吵；⑲打人；⑳攻击性行为；㉑破坏性行为；㉒说谎；㉓过分依赖；㉔懒散；㉕不爱与同伴玩；㉖退缩和屈从；㉗白日梦；㉘屏气发作。上海地区的调查资料表明，在 3~5 岁的儿童中有持续性问题行为的儿童占儿童总数的 5%~15%，发展中国家报告的数据与这些相接近。

在日常生活中，有问题行为的儿童为数不多，但也有相当一部分，占 5%~15%。常见心理问题有梦游、口吃、多动症等，我们就利用接卜来的时间来了解一些常见的心理问题。

二、学前儿童的各种问题行为及其预防

（一）情绪障碍

要严格区分学前儿童的正常情绪表现和情绪障碍是困难的，因为这个问题除了具有生物学方面的含义外，还涉及学前儿童情绪生活的方式、内容和人际关系方面的各种矛盾和纠葛，以及儿童所处的社会背景等各方面。由于衡量的标准不一致，调查的结果存在着差异。据有关研究人员所做的行为调查，至少有 3%~5% 的儿童有情绪障碍，如果衡量标准降低一些，那比率会更高。

情绪障碍在男女儿童中的发生率相接近，其预后相对较好。随着年龄的增长，大部分儿童的情绪障碍会自然消失，只有少数人才会影响成年后的生活。

1. 儿童期恐惧

1）什么是儿童期恐惧

俗话说："初生牛犊不怕虎。"其实，刚出生的婴儿并非天不怕地不怕，至少有两种怕：一怕大声，二怕失持（身体突然失去平衡，新生儿会被吓哭）。这种"怕"是本能，刺激一过，就会安静下来，平安无事了。真正的"怕"，是指对危险的一种预感，是人们企图摆脱、逃避某种情景，又苦于无

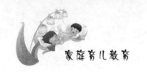

能为力时的一种情感。这种"怕"一般出现在开始有想象力的一两岁的孩子身上。

儿童期恐惧是一种心理健康问题，是学前儿童中较为常见的一种情绪障碍。儿童期恐惧作为一种情绪障碍，它已区别于学前儿童对某些事物表现出的一般意义的惧怕，而是指恐惧情绪在程度上比较严重，或者到了一定的年龄仍不消退，以至明显地干扰了其正常行为，造成社会适应性的困难。

2）儿童期恐惧产生原因

（1）特殊刺激引起的直接经验。例如，巨响会使婴儿产生本能的惊恐反应。如果巨响出现时，在婴儿面前放一只小白鼠（婴儿根本不怕它），这样多次让巨响与小白鼠同时出现，就会使婴儿对小白鼠产生恐惧，甚至泛化为怕白色的东西。

（2）恐惧可以是一种"共鸣"。例如，一位母亲正和孩子玩得高兴，忽然瞥见墙上有只壁虎，顿时尖叫起来，吓得宝宝也扑到妈妈怀里。原来，这位母亲怕虫子，以后孩子不仅怕虫子，秋天的落叶也使他恐惧，因为怕踩到落叶下面的虫子。事实证明，好大惊小怪的父母，其孩子也往往会胆小。当孩子看到父母或照顾者对某种情景表现出恐惧和逃避的动作时，也会产生"共鸣"，看在眼里，记在心里。是大人的言行吓着了孩子，使他们学会了"怕"。

（3）恐惧常常是受恐吓的结果。大人为了"镇"住孩子，让不听话的孩子就范，常使用恐吓的办法。晚上用"老妖婆""大马猴"之类的故事，让孩子赶快闭上眼睡觉；白天用"我数一二三，再不听话就……"来吓唬孩子。小孩子年幼无知，还分不清真假虚实，他们相信大人信口编出的话，"恐惧"就像个幽灵，会躲在孩子的潜意识里，使他们常常无惊自扰。

3）儿童期恐惧的预防和治疗措施

除非儿童的恐惧情绪已对他们造成严重的社会适应性困难，否则一般无需给予正式的治疗。对儿童期恐惧的预防，关键在于教育，要鼓励学前儿童去观察和认识各种自然现象，学习科学知识和道理。在任何情况下不要对儿童进行恐吓，比如，不要让他们看恐怖电影、电视、书刊和图片等。要注意培养儿童养成良好的睡眠习惯，晚上不要让儿童兴奋过度，睡觉之前先用温水洗脚，上床以后放松肌肉，自然地入睡。要鼓励孩子多参加各种活动，锻炼不惧困难、勇敢坚毅的意志，以此去克服种种恐惧情绪。

2. 儿童期焦虑

1）什么是儿童期焦虑

儿童期焦虑也是学前儿童会产生的一种障碍。焦虑是儿童的一种情绪。少数学前儿童的焦虑情绪反应在程度上比较强烈，遇事过分紧张、惶恐不安，甚至表现为睡眠不安，做噩梦、讲梦话、食欲不振以及心悸、多汗、尿频、便秘等身体症状。过度焦虑反应在儿童行为的动机中起着重要的作用，当强烈的焦虑反应出现时，儿童会设法去摆脱和躲避它。学前儿童的有些异常行为被认为是出于摆脱焦虑的动机，过于内向的孩子发病率较高。

2）儿童期焦虑的预防和治疗措施

除了对于过度焦虑的儿童可以进行心理治疗外，对焦虑反应程度较轻的儿童，则应主要采取心理上给予支持以及教育的方法，在弄清儿童产生过度焦虑反应的原因的基础上，逐渐引导他们主观上努力克服焦虑的各种症状，引导他们多参加集体活动，消除紧张情绪，锻炼克服困难的毅力，培养活泼开朗的性格。

3. 暴怒发作

1）什么是暴怒发作

暴怒发作指的是儿童在个人要求或欲望没有得到满足或者在某些方面受到挫折时，出现哭闹、尖叫、在地上打滚、用头撞墙、撕扯自己的头发或衣服以及其他发泄不愉快情绪的过火行为。暴怒发作时，他人经常是无法劝止儿童的这种行为，除非其要求得以满足或无人给予理会时才停止下来。暴怒发作主要发生在学前儿童中，有部分儿童表现得比较严重，发作过于频繁，成为一种情绪障碍。

2）暴怒发作的预防和治疗措施

预防学前儿童的暴怒发作行为，应从小培养儿童懂道理、讲道理的品质，不要溺爱和迁就儿童。要让儿童从小就学习一些正确舒泄自己情绪的方法，并在其生活中加以正确运用。要尽量避免各种可能诱发儿童暴怒发作的场合和情

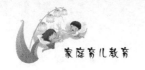

绪，当儿童有某些合理的需要时要及时给予帮助。对于少数暴怒发作行为严重的学前儿童，则可以进行心理矫治。

4. 屏气发作

1）什么是屏气发作

屏气发作是指儿童在发脾气或需求未得到满足而剧烈哭闹时突然出现呼吸暂停的现象。屏气发作时，患儿在过度换气之后会出现屏气、呼吸暂停、口唇青紫、四肢僵硬等症状，严重者还会出现短暂的意识障碍，之后肌肉弛缓、恢复原状，随后哭出声来。时间短则半分钟到 1 分钟，长则 2 分钟到 3 分钟。屏气发作一般发生于出生 6 个月到 3 岁左右的婴幼儿，3～4 岁以后逐渐减少，屏气发作自然缓解，6 岁以上很少见。

2）屏气发作的预防和治疗措施

矫治方面，应该及时消除周围环境中造成儿童出现情绪障碍的各种不良因素，良好地教育引导，不溺爱孩子，及时处理心理问题等。

对正在发作的孩子，家长要镇静，立即松开孩子的衣领、裤带，使其仰卧，轻轻扶着孩子。孩子恢复正常后，可以用给他讲故事、带他玩等方式转移他的紧张情绪。

（二）品行障碍

品行障碍在学前儿童中较为多见，在男性儿童中的发生率明显高于女性儿童。学前儿童比较常见的品行障碍有攻击性行为、偷窃、说谎、残害小动物、破坏公物等。学前儿童品行障碍的诱发因素是多方面的，与生物学因素、社会道德标准和风气、精神创伤，特别是家庭和幼儿园教育有密切的关系。品行障碍持续时间较长，在一般情况下，随着儿童年龄的增长，品行障碍尤其是在儿童期任其存在或继续发展、不加纠正，则可导致社会适应等方面困难的持续存在。

1. 攻击性行为

1）什么是攻击性行为

攻击性行为是学前儿童中最为常见的一种品行障碍，到了学龄期后日渐减少。在学前期，儿童的攻击性行为表现为当儿童遭受挫折时显得焦躁不安，采取打人、咬人、抓人、踢人、冲撞他人、夺取他人的东西、扔东西以及其他类似的方式，引起同伴或成人与其对立的斗争。学前儿童的攻击性行为可以针对教师或同伴，更多的则是针对自己的父母。攻击性行为多见于男孩。

2）攻击性行为的预防和治疗措施

攻击性行为往往是儿童通过观察别人的攻击性行为而习得的。矫正学前儿童的攻击性行为，应首先注意改变亲子之间、师生之间以及同伴之间的关系，对于这些关系中的紧张因素进行分析，指导学前儿童正确处理和解决。可以采用"消退法"，即不予理睬的态度；对儿童的合作行为则予以表扬和奖励。对有攻击性行为的儿童，不可采用体罚。因为体罚本身就是对儿童攻击性行为的示范，而使儿童效仿。对于攻击性行为较为严重的儿童，则可以配合以社会训练和性格培养为目标的心理治疗。

2. 儿童期偷窃

1）什么是儿童期偷窃

在儿童成长过程中，如果偷窃成了儿童的陋习，就可构成其品行上的问题和障碍。年幼的儿童以自我为中心，往往会把其想要的东西或者已经得到的东西视为自己的东西。随着儿童年龄的增长，他们才能分辨什么东西是自己的，什么东西是别人的。学前儿童中发生的偷窃行为，开始往往是为了满足某种需要，或者与他人发生了冲突，以偷窃对方的东西作为报复的手段。几经得手后，就有可能成为习惯，即使没有明确的动机，也会发生偷窃行为。

2）儿童期偷窃的预防和治疗措施

对于学前儿童的偷窃行为不能姑息，特别是如果儿童的行为属于明知故犯，则应向儿童指出问题的严重性，必要时还可以给予一定的惩罚，让他们通过一定的方式弥补自己的错误。坚持奖励儿童的诚实行为同惩罚他们的偷窃行为相结合。在纠正儿童的偷窃行为前，应先查明其偷窃行为形成的原因尽可能满足其合理要求，注意舒泄其心理的紧张。

3. 说谎

1）无意说谎

学前儿童由于认知水平低，在思维、记忆、想象、判断等方面，往往会出

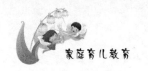
现与事实不相符的情况，属于无意说谎。

比如，他们常把想象中的事物当作现实存在的事实；把渴望得到的玩具当成已经得到了，去告诉别的小朋友。于是就出现"牛皮吹破天""睁眼说瞎话"的现象。遇到这种情况，不该指责他们"说瞎话"，成人只要让他们明白"该怎么说"就行了。

2）有意说谎

有意说谎是一种出于故意，给别人或自己造成伤害的不真实的话。儿童有意说谎的原因大致可以归纳为趋乐或者避害。趋乐：希望博得赞扬或满足某种需要。避害：逃避职责或惩罚。

针对有意说谎的对策主要是：教育儿童，诚实是一种美德，"狼来了"的故事还要讲下去，让孩子明白说谎的后果；营造一种宽容的气氛，鼓励孩子讲真话，有错就承认，承认了就减轻或避免惩罚，多给予帮助和鼓励；成人言传身教，不弄虚作假，树立榜样；及时揭穿孩子的谎话，不使其谎话得逞，因为每一次得逞就是一次强化。

4. 拒绝上幼儿园（拒学）

1）什么是拒绝上幼儿园（拒学）

学前儿童初次上托儿所、幼儿园，不习惯与父母分离，出现一些情绪波动，并不是什么大问题。但有的儿童情绪波动过大，持续时间过长，以致拒绝或者害怕上托幼机构。一提起上托幼机构就诉说头痛或腹痛等条件，这种情况在学龄期易发展成为拒学。

2）拒绝上幼儿园（拒学）的预防和治疗措施

对于拒上托幼机构的儿童，应充分了解其生活环境和心理状况，减轻他们的心理压力，鼓励他们积极参加游戏和集体活动，增强其社会适应能力。应从根本上改善亲子关系、师生关系和同伴关系，让儿童在家庭和集体生活中感受到温暖。此外，还应从小培养儿童良好的个性，消除自卑心理以及对立和反抗的态度。这是我们要努力做到的。

（三）睡眠障碍

儿童睡眠障碍常表现在临睡前不愿上床，上床后不能入睡、浅睡、易睡或早醒等。在睡眠时，全身或四肢不停地翻动、讲梦话、磨牙或哭喊等。由于夜间睡眠不安，白天往往精神不振，坐卧不安，饮食不佳和容易发脾气。

1. 梦魇

1）什么是梦魇

梦魇是学前儿童中较为多见的一种睡眠障碍，以儿童做噩梦为主要表现。儿童在做噩梦时，伴有呼吸困难，心跳加快，自觉全身不能动弹；在惊醒或被唤醒后，仍有明显的情绪不安、焦虑和惧怕，出冷汗、脸色苍白。诱发学前儿童梦魇的因素有许多种，例如，儿童患上呼吸道感染或肠道寄生虫病，或者遭受挫折，等等。

2）梦魇的预防和治疗措施

消除儿童的内心矛盾冲突，缓解其心理紧张，对其躯体疾病进行及时医疗，这些都是预防和消除学前儿童梦魇的必要措施。

2. 夜惊

1）什么是夜惊

夜惊是学前儿童中可见的另一种睡眠障碍。儿童在开始入睡一段时间以后，突然惊醒，瞪目起坐，躁动不安，表现出惧怕的情绪体验，有时还会大声喊叫，而喊叫的内容与受惊的因素有关。

2）夜惊的预防和治疗措施

在发生夜惊时，儿童往往一时难以被叫醒，即使被叫醒，儿童依然表现为惊恐万分、哭叫或者抓住人或物体以求保护，一般用力很大。这时，他人的安抚和拥抱不会被他理睬，儿童夜惊一般持续10余分钟，随后又自行入睡，次晨对夜惊发作完全遗忘，或者仅有片段的记忆。夜惊多发生在入睡后的15～30分钟内，发作次数不定，而隔数天、数十天发作一次，也可一夜发作多次。

排除脑瘤、癫痫等病史后，对于夜惊的儿童，一般无需药物治疗，主要应从接触产生夜惊的心理诱因入手，减缓儿童的心理紧张。此外，也应注意改善儿童的睡眠环境，及时治疗儿童的躯体疾病。学前期各种生理的、病理的因素以及社会环境、教养方式和精神创伤等方面的不良影响都可干扰和阻碍学前儿童心理的正常发展，导致他们产生问题行为。

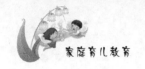

3. 梦游症

除了梦魇、夜惊外，更严重的还有梦游症。

1）什么是梦游症

梦游是一种常见的生理现象。梦游的方式五花八门，既有寻常的，又有离奇的。

有的梦游症患者在熟睡之后，会不由自主地从床上突然爬起来胡说几句；甚至有条不紊地穿好衣服，烧起饭来；或跑到外面兜了一圈后，又回来睡在床上，待到次日醒来却对夜间发生的事毫无印象。

梦游的时间也长短不一。据说，法国有一位梦游症患者，名叫雍·阿里奥，一次梦游竟长达 20 年之久。一天晚上，他熟睡之后突然爬起来，离开妻子和 5 岁的女儿，来到了英国伦敦。他在那里找到了工作，又娶了一个妻子，并生了一个儿子。20 多年后的一个晚上，他一下子恍然大悟，便急匆匆地返回法国。第二天早晨，阿里奥一觉醒来了。他的法国妻子看到了白发苍苍、失踪 20 多年的丈夫，便悲喜交集地问道："亲爱的，你逃到哪里去了？20 多年来音讯全无。"可是，阿里奥却伸了伸懒腰，若无其事地说："别开玩笑！昨天晚上我不是睡得好好的吗？"（不过这更应该被当作一个绝妙的借口，不是吗？）

梦游是怎样形成的呢？研究表明，梦游主要是人的大脑皮层活动的结果。大脑的活动，包括"兴奋"和"抑制"两个过程。通常，人在睡眠时，大脑皮质的细胞都处于抑制状态之中。倘若这时有一组或几组支配运动的神经细胞仍然处于兴奋状态，就会产生梦游。梦游行动的范围往往是梦游者平时最熟悉的环境以及经常反复做的动作。

梦游症也是睡眠障碍的一种变现。学前儿童在睡眠中，突然起床，穿好衣服，意识朦胧，在周边走动或作机械的动作，表情茫然，喃喃自语，一般持续几分钟后又反复入睡，醒后全部遗忘。

根据梦游症患者临床脑波图的记录，梦游时患者的脑波，正显示在睡眠的阶段 3 与阶段 4；显示正值沉睡的阶段，而沉睡阶段是不会做梦的，所以梦游事实上与做梦无关。梦游者多为儿童，年龄多在 6～12 岁。梦游者下床后的行动期间，仍在沉睡状态，大多数梦游睡醒后对自己夜间的行动一无所知。少部分记忆清晰，但不敢确定是梦游，以为自己只是做梦。

梦游的奇怪现象是，当事人可在行动中从事很复杂的活动，会开门上街、拿取器具或躲避障碍物，而不致碰撞受伤。活动结束后，再自行回到床上，继续睡眠。当然，也有少数儿童由于脑部感染、外伤或罹患癫痫、癔症时，也可能发生梦游现象。成年人发生梦游，多与患精神分裂症、神经官能症有关。梦游只要不是脑器质性病变引起的，不需治疗。如果频繁发生，可请医生用些镇静剂。恐惧、焦虑易使梦游症加重，这就要设法消除恐惧焦虑心理。

2）引发梦游症的四大因素

近年，夜游实验室的研究表明，夜惊与梦游症均为睡眠障碍，梦游症不是发生在梦中，而是发生在睡眠的第 3～4 期深睡阶段，此阶段集中于前半夜。故梦游症通常发生在入睡后的前 2～3 小时。引发梦游症的四大因素是：

（1）心理社会因素。部分儿童发生梦游症与心理社会因素相关。如日常生活规律紊乱、环境压力、焦虑不安及恐惧情绪，家庭关系不和、亲子关系欠佳，学习紧张及考试成绩不佳等与梦游症的发生有一定的关系。

（2）睡眠过深。由于梦游症常常发生在睡眠的前 1/3 深睡期，故各种使睡眠加深的因素，如白天过度劳累、连续几天熬夜引起睡眠不足、睡前服用安眠药物等，均可诱发梦游症的发生。

（3）遗传因素。家系调查表明梦游症的患者其家族中有阳性家族史的较多，且单卵双生子的同病率较双卵双生子的同病率高 6 倍之多，说明该病与遗传因素有一定的关系。

（4）发育因素。因该病多发生于儿童期，且随着年龄的增长而逐渐停止，表明梦游症可能与大脑皮质的发育延迟有关。

3）梦游症的预防和治疗措施

消除紧张、恐惧的因素，避免过度劳累和睡眠不足，注意加强对婴幼儿的保护，清除障碍和各种危险品等。事实上，梦游症在儿童中的发生率颇高，这些梦游往往是想念亲人所致。家长或孩子的管教者应给孩子更多的的温暖，关

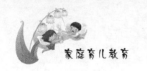

心、爱护他们，帮助他们解决一些具体问题，减少孩子对亲人的思念之情。有可能的话，应尽早让孩子与亲人相见，或通个电话、写封信，这些方法可有效地消除孩子对亲人的过分思念。

（四）饮食障碍

1. 异食癖

1）什么是异食癖

异食癖是由于代谢机能紊乱，味觉异常和饮食管理不当等引起的一种非常复杂的多种疾病的综合征。从广义上讲，异食癖也包含有恶癖。患有此症的人持续性地咬一些非营养的物质，如泥土、纸片、污物等。过去人们一直以为，异食癖主要是因体内缺乏锌、铁等微量元素引起的。目前越来越多的医生们认为，异食癖主要是由心理因素引起的，但是对于其真正成因和治疗方法却没有任何实质性进展。

异食癖是学前儿童的一种饮食障碍，有这种饮食障碍的儿童，喜欢泥土、石块、煤渣、蜡笔、纸张、毛发、玩具上的油漆等，对小动物的毛、小物体也作吞食，对较大物体则放在口中咀嚼，虽经劝阻，仍暗自吞食。这些儿童因嗜好异食，会出现食欲减退、腹痛、呕吐、便秘、营养不良等症状。异食癖一般随年龄增长而逐渐消失，很少持续到成人期。

2）异食癖的预防和治疗措施

异食癖其病因目前还不十分清楚，但临床观察发现，某些缺铁性贫血和锌缺乏小儿部分有嗜食异物表现，当他们的贫血和锌缺乏纠正后，嗜异症状亦随之消失。因而临床上给那些嗜异症小儿服用铁剂或在膳食内补充锌剂后，许多小儿嗜异现象也消失了。故近年来认为本病与小儿体内缺铁、缺锌有很大关系。

因此，如果孩子有此现象，不妨给他服点铁剂或硫酸锌。同时还要注意，小儿嗜异现象是一种心理失常的强迫行为，往往与家庭忽视和环境不正常的现象有关。初期可因无照顾，擅自拿取异物。日久成为习惯，变成不易解除的条件反射。

对这种饮食障碍的学前儿童，可运用阳性强化法、矫枉过正法等行为治疗。因此，可多给孩子些关心，切忌简单粗暴，不可对小儿责罚和捆缚孩子的手足，这样不但不能解除嗜异习惯，反而使他们暗中偷吃此类不洁之物。

2. 神经性呕吐

1）什么是神经性呕吐

神经性呕吐又称心因性呕吐，是由于心理因素和教育不当而引起的胃肠道功能障碍，表现为反复呕吐，而躯体没有任何器质性疾病。

多由不愉快的环境或心理紧张而引起，呈反复不自主的呕吐发作。一般发生在进食完毕后，出现突然喷射状呕吐，无明显恶心及其他不适，不影响食欲，呕吐后可进食，多数体重不减轻，无内分泌紊乱现象，常具有癔病性性格。

2）神经性呕吐的预防和治疗措施

当学前儿童心理紧张和情绪不安时，可发生呕吐。例如：儿童害怕上托幼机构，可能在清晨或饭后发生呕吐；活动过分兴奋或过分疲劳，可能在夜间发生呕吐。有的儿童由于饮食不当而发生呕吐，若同时发生了引起心理紧张和情绪不安的情景，就形成了条件反射。以后，引起呕吐的生理原因虽已不复存在，但是，由于条件反射，心理刺激可以导致呕吐反应。对于这些儿童，要尽量避免生活环境中的各种引起儿童心理紧张的因素。对于儿童的呕吐，不要过分关注，更要避免在儿童面前表现出紧张和担忧。要为儿童安排合理的生活制度，并注意其营养的状况，及时补充各种营养素和水，以保证体内电解质和水的平衡。

神经性呕吐护理方法：饮食宜定时定量，不宜太饱，食物宜新鲜、卫生，不要过食辛辣、熏烤和肥腻的食物；哺乳不宜过急，以防吞进空气。哺乳后可抱正身体轻拍背部，使吸入的空气得以排出；呕吐较轻者，可以进食易消化的流质食物，宜少量多次进食，呕吐较重者，暂时应该禁食；呕吐时要让患儿侧卧，以防呕吐时食物呛入气管；给小儿服药时药液不要太热，服药宜缓，可采用少量多次服法，必要时可服一口，停一息，然后再服。

3. 厌食症

1）什么是厌食症

厌食症（Nervosa）就是由于怕胖、心情低落而过分节食、拒食，造成体

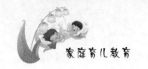

重下降、营养不良甚至拒绝维持最低体重的一种心理障碍性疾病。

2）厌食症的种类，发病群体

（1）小儿厌食症：小儿厌食症是指小儿（主要是 3～6 岁）较长期食欲减退或食欲缺乏的症状。它是一种症状，并非一种独立的疾病。病症上属于消化功能紊乱（disorders of digestive function），小儿时期很常见，主要的伴随症状有呕吐、食欲不振、腹泻、便秘、腹胀、腹痛和便血等。

（2）青春期厌食症：主要为青春期少女由于怕胖而严格控制进食，本来就不是很胖的身体往往因为过分限制饭量而迅速消瘦下来，这时很容易发展为拒食、厌食、挑食或偏食。

（3）神经性厌食症：是患者自己有意造成的体重明显下降至正常生理标准体重以下，并极力维持这种状态的一种心理生理障碍。由于长期控制进食，甚至使吃进的食物再吐出来，这样人为地打乱了正常的神经生理反射，导致大脑"见到"食物信号不再兴奋，消化液分泌减少，面对食物不再有饥饿感，而是真的从心里感觉厌恶、想吐，最后心理、生理上形成心理性神经反射。

3）厌食症的发病原因

（1）社会因素：常与社会因素有关，多有过度追求身体苗条的心理。由于担心发胖，认为胖就是不健康、不美，瘦就有精神、有魅力，所以对身材的要求和对自己的期望，使她们非常注意饮食和体重，唯恐进食就会发胖，所以少吃或不吃食物，或者吃进后再设法吐出来。多见于那些谨小慎微，自我控制能力强的成功女性。此类患者多性格内向，敏感、多疑、偏激、情绪不稳定、无端的挑剔和喜好。

（2）家庭因素：与家庭环境有关，如：父母对孩子管教过严、过分追求完美；孩子对父母过分依赖；从小受到虐待、单亲家庭等。这样的孩子易偏激、很敏感、心理承受能力差等性格特点。

（3）疾病影响：急慢性疾病可导致胃肠动力不足引起的厌食，当今已受到重视。几乎所有抗生素长期应用都会引起肠道菌群紊乱，微生态失衡，造成腹胀、恶心与厌食。与体内激素分泌失调有关，如雌激素、甲状腺激素分泌下降、皮质类固醇激素升高等。

（4）气候和情绪因素：气温高、湿度大，可影响胃肠功能，降低消化液分泌、消化酶活性降低、胃酸减少等，致消化功能下降引起厌食。强迫喂食，引起儿童反感，各种影响儿童情绪的因素，均可导致厌食。

（5）喂养不当：正常儿童每隔 3～4 小时胃内容物排空、血糖下降，就会产生食欲。喂养不当或饮食习惯不良，如吃饭不定时，饭前吃零食或糖果，胃内总有东西、血糖不下降，就不会有食欲。

（6）顽固性神经厌食：患儿内分泌检查，血浆皮质醇的含量正常或偏高，下丘脑—垂体—肾上腺系统对地塞米松的反应受到抑制健康搜索。这两种反应与边缘系统下丘脑的功能有密切关系。

4）厌食症的预防和治疗措施

（1）饮食规律。所谓定时进餐，就是按顿吃饭，不暴饮暴食，并按膳食"宝塔"（膳食金字塔）吃，少吃第四餐（夜宵）。小儿正餐包括早餐、中餐、午后点心和晚餐，三餐一点形成规律，消化系统才能有劳有逸地"工作"，到正餐的时候，就会渴望进食。绝对不让孩子吃零食是不现实的，关键是零食吃得不能过多，不能排挤正餐，更不能代替正餐。零食不能想吃就吃，应该安排在两餐之间，或餐后进行，否则会影响食欲。饮食合理搭配、防止挑食和偏食。尽量让孩子与大人共餐，这样可以提高小儿进餐的积极性。

（2）作息规律。睡眠时间充足，孩子精力旺盛，食欲感就强；睡眠不足，无精打采，孩子就不会有食欲，日久还会消瘦。适当的活动可促进新陈代谢，加速能量消耗，促进食欲。总之，合理的生活制度能诱发、调动、保护和促进食欲。

（五）语言障碍

1. 发育性语言障碍

1）什么是发育性语言障碍

发育性语言障碍是学前儿童中的一种因发育迟缓而造成的语言障碍，可以分为接受性语言障碍和表达性语言障碍两种类型，后者远比前者多见。接受性语言障碍儿童在 1 岁半还不能理解所给予的语言指令；仅有表达性语言障碍的

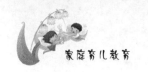

儿童在 1 岁半时能理解给予的言语指令，在学说话时能发出一些语音，但却不能很好地组词造句，学习语言的速度比一般儿童缓慢得多。仅有表达性语言障碍的儿童，一般随年龄的增长会自愈，逐渐获得正常的语言能力；而接受性语言障碍的儿童则一般需经过特殊的训练，才有可能获得语言能力，而且在今后出现语言功能和社会适应方面的缺陷的可能性较大。

2）发育性语言障碍的预防和治疗措施

对表达性语言障碍的儿童，可着重训练模仿别人说话；而对接受性语言障碍的儿童，则可着重训练对语言的理解、听觉记忆和听觉知觉。

2. 发音性语言障碍

1）什么是发音性语言障碍

是学前儿童中的又一种语言障碍。儿童虽然没有发音器官或神经系统的器质性病变，但是在说话时语音不清晰，尤其对 s、sh、z、zh、x、p、b、d、t、l、m、n 等声母发音不清晰或变调。轻者虽然能被人听懂，但是吐词不准，语音含糊；重者则不知所云。在学前儿童中，男性儿童的发生率高于女性儿童。

2）发音性语言障碍的预防和治疗措施

轻度的发音性语音障碍，一般会随年龄增长而自愈，而对于重度的发音性语音障碍的儿童，则应及早进行语言言语矫正治疗，并辅以心理治疗，因为这些儿童会由于发音不清而造成人际关系方面的困难，并伴有行为退缩、孤僻等问题。

3. 口吃

1）什么是口吃

口吃是学前儿童中常见的一种语言调节节律的障碍。有这种语言障碍的儿童在说话时，声音、音节或单词往往较不正确地重复、延长或停顿，以致中断了有节律的语流，在说话时常伴有跺脚、摇头、拍腿和做鬼脸等动作。有这种语言障碍的儿童大多自卑、羞怯、退缩、孤独、不合群。由于口吃，儿童心理产生紧张，在情绪兴奋、惧怕、激动等紧张状态下，口吃表现得更为严重。口吃大多发生在 2~5 岁，男女儿童发生的比例为 2∶1~5∶1。

2）口吃的预防和治疗措施

矫治儿童的口吃时，首先要消除环境中的各种不良因素，避免周围人对儿童的嘲笑和模仿；要消除儿童对口吃的紧张心理，树立信心，鼓励主动练习、大胆地说话、自由地呼吸、放松与说话器官相关的肌肉。

对于口吃较为严重的儿童，不要强迫他们说话，不要催促儿童重复地把话说清楚；可以指导儿童进行语言训练，多让他们朗诵、唱歌；用简单的对答方式一问一答，放慢语言速度，使儿童在说话时呼吸正常，使口吃现象减轻。

和谐的家庭氛围，正确的教育方法，有规律的生活，充足的睡眠，都有助于学前儿童恢复正常的语言节律。

4. 儿童选择性缄默症

1）什么是儿童选择性缄默症

儿童选择性缄默症是一个精神障碍（Selective Mutism，SM），是以患儿在某些需要言语交流的场合（如学校，有陌生人或人多的环境等）持久地"拒绝"说话，而在其他场合言语正常为特征的一种临床综合征。选择性缄语，是指言语器官无器质性病变、智力正常并已经获得了语言功能的儿童，在某些精神因素的影响下，表现出顽固的沉默不语现象。

本症多在 3～5 岁时起病，女孩多见，患儿智力发育正常，主要表现为沉默不语，甚至长时间一言不发。这种缄默不语现象具有选择性，即在一定场合下可以讲话，如对所熟悉的人（爸爸、妈妈、奶奶及某些小伙伴）讲话。拒绝讲话的场合一般是指学校或陌生人面前。少数儿童正相反，在学校说话而在家中不说话。缄默时可用手势、点头、摇头来表示自己的意见，或仅用"是""不""要"等单字来表示，偶用写字的方式表示意见。

2）儿童选择性缄默症的预防和治疗措施

儿童缄默症属于心理障碍，在治疗上应以心理治疗为主。

（1）避免精神刺激。对处在语言发育期的儿童要尽量避免各种精神上的刺激，培养儿童广泛的兴趣和开朗豁达的性格。

（2）消除心理紧张因素。适当安排和改善生活及学习环境，鼓励他们积

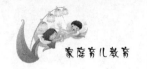

极参加各种集体活动。

(3) 转移法。对患儿的缄默不要过分注意，避免强迫讲话而造成情绪上的进一步紧张，甚至产生反抗心理。可采取转移法，如父母陪孩子游戏，外出游玩，分散其紧张情绪。

(4) 行为矫正。以阳性强化法效果最好。在情绪松弛的基础上，孩子的嘴刚张口讲话，就给与奖励和鼓励；也可以用孩子最需要、最喜欢的东西作为奖励条件，让孩子说话。

(5) 药物治疗。对一些症状较重的患儿，如有过分焦虑、紧张、恐惧，可在医生指导下服用少量抗焦虑药。

经治疗，多数患儿可治愈。未经治疗的患儿可能长期保持缄默，直到青年初期。有的可影响语言表达和人际交往能力。选择性缄默症预后良好，经过治疗大多数可以在数月至数年内恢复，少部分患儿发展为慢性，部分患儿在青少年和成年时期仍有过度害羞和社会焦虑症表现，在某些社会场合仍有说话不流利、词不达意的表现。

（六）不良习惯

在学前儿童中，神经性习惯如吮吸手指、咬指甲、拔头发、习惯性阴部摩擦等都是常见的问题行为。这类问题的发生、发展和消失与儿童的年龄存在一定的关系。儿童在一定的教育环境中可能出现。

1. 吸吮手指

1）什么是吸吮手指

儿童在 2~3 岁以后，已能用语言、动作等表达对食物的要求，吮吸手指的行为会逐渐消失，但是有少数儿童却仍保留了吮吸手指的行为。由于这种行为会受到同伴或成人的非议，因而会引起儿童感到焦虑、害羞。此外，吮吸手指还容易引起消化道感染或肠道寄生虫病，以及手指肿胀、脱皮、发炎和局部化脓感染，还可造成下颌发育不良、牙列异常、上下牙对合不齐，妨碍咀嚼功能。

2）吸吮手指的预防和治疗措施

预防儿童吮吸手指的习惯，关键在于从小培养其良好的心理社会环境，为儿童提供丰富的玩具和材料，并让他们有与同伴和成人交往的机会。对于有吮吸手指行为的儿童，不能采用粗暴的教育方法。恐吓、打骂等不仅不能纠正儿童吮吸手指的行为，还会引起儿童心理紧张，产生自卑感。采用在儿童手指上涂抹苦味剂的方法可以纠正部分儿童吮吸手指的行为，但是更好的方法是以儿童感兴趣的活动去吸引儿童的注意力。此外，还要对儿童多加关心和照顾，使他们各方面的合理要求都获得满足。一般而言，儿童吮吸手指的习惯会随年龄的增长而自然消失。

2. 咬指甲

1）什么是咬指甲

学前儿童咬指甲的行为常发生在心理紧张之际。有这种问题行为的儿童不能自制地用牙齿将长出的手指甲咬去，严重者可将手指指甲咬得很短，甚至咬得甲床出血，有的儿童不仅咬指甲，还咬趾甲、手上各小关节伸侧的皮肤、衣袖或其他物品，有的儿童还伴有多动、睡眠不安、吮吸手指、挖鼻孔等多种问题行为。

2）咬指甲的预防和治疗措施

预防和矫治儿童咬指甲的不良习惯，应从消除其心理紧张入手，劝诫和责罚一般都不会取得良好的效果。在指甲上涂抹苦味剂只能有助于部分儿童克服咬指甲的习惯。

3. 习惯性阴部摩擦

1）什么是习惯性阴部摩擦

儿童用手抚弄自己的生殖器，或用其他方式刺激阴部的行为称为习惯性阴部摩擦，这种问题行为在学前儿童中比较多见，到学龄阶段则会减少。儿童除了喜爱用手抚摸生殖器外，部分女性儿童有时两腿交叉上下移动，或将小物件塞进阴道，年龄稍大的儿童会有时倚靠在突出的家具角上，或骑坐在某种物体上活动身体，磨擦阴部。在发生这种行为时，儿童常常表情紧张，眼神凝视、面部通红，有时还伴有出汗、气喘等。学前儿童的这种行为的发生可以不分场合，但是大部分儿童在入睡之前或刚睡醒时进行，可持续数分钟。有的儿童为了避免成人干预而暗自进行，有的儿童在成人干预下停止了这种行为，成人一

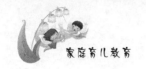
离开后又继续进行。

2）习惯性阴部摩擦的预防和治疗措施

预防学前儿童习惯性阴部磨擦的方法主要是培养孩子良好的生活习惯。要给儿童经常清洗生殖器，保持清洁和干燥；要让儿童养成上床就入睡，醒来就起床的习惯，不要让儿童一个人在床上玩得太久；要纠正儿童的睡眠姿势，给儿童盖的被子不要太厚；不要给儿童穿太小太紧的裤子，衣服不要穿得太多太热；要注意儿童有无寄生虫感染，若有发现，及时治疗。此外，可为儿童安排他们感兴趣的活动，将其注意力转移到游戏活动中去。

（七）多动症

多动症全称为"轻微脑功能失调"（MBD）或"注意缺陷障碍"（ADD），是一类以注意障碍为最突出表现，以多动为主要特征的儿童问题行为。世界卫生组织1978年公布的《国际疾病分类》第9版将多动症分为4种类型：

（1）单纯的活动和注意障碍，以注意持续时间短暂和容易分散以及活动过度为主要表现，无明显的品行障碍或其他特殊技能的发展迟缓。

（2）伴有发展迟缓的多动症，伴有语言发展迟缓、笨拙、阅读困难或者其他特殊技能的发展迟缓。

（3）多动症伴有品行障碍，但没有发展的迟缓。

（4）其他。

一些调查都认为，多动症在儿童的发病率不太一致，学龄儿童发生率比学前儿童高。据我国有关报告，在学前儿童中多动症的发生率为 1.5% ～ 2%，其中男性儿童的发生率明显高于女性儿童。

多动症在不同年龄阶段有不尽相同的行为表现。在婴儿期，多动症主要表现为不安宁、易激怒、行为变化不规则、过分哭闹、叫喊、活动度保持高水平等。在先学前期和学前期，则主要表现为喜欢干预每一件事，注意集中的时间短暂，有破坏行为，不能静坐，发脾气，很早入睡或很早醒来，伤害小动物，有攻击行为和冲动行为，参加集体活动有困难，情绪易激动。在学龄期，儿童多动症症状最为突出，表现为学习困难、不能安静听课、注意力集中时间短暂等。

多动症的学前儿童在动作技能、语言、社会性等方面比一般儿童发展迟缓，因而需做较多的训练，以此训练手眼协调动作和培养注意力的集中。多让他们与同伴一起游戏，以增强语言交往和社会适应的能力。培养儿童有规律的生活和行为按一定的规范对多动症儿童而言也很重要。对这类儿童的教育和训练有极大的耐心，坚持不懈，每一次提出的具体要求不要太高，使他们通过努力能够达到，对不适宜的行为不能迁就。行为治疗对学前儿童多动症有一定疗效。研究表明，尽管多动症是一种与儿童发展过程有密切联系的一组综合症，随着儿童年龄的增长，症状大多会自行消失，但是治疗与不治疗大不一样。

第六章　学前儿童营养卫生

营养泛指人体摄取、消化、吸收和利用食物用以满足自身生理需要的生物学过程。狭义的营养主要指食物中营养素含量的多少和质量的好坏。

营养素是指能够维持机体基本生理活动、提供体力活动所需能量，并能促进机体生长发育的饮食中的化学物质。人体所需要的营养素主要包括蛋白质、脂肪、糖类（碳水化合物）、无机盐（矿物质）、维生素和水六大类。

第一节　学前儿童需要的营养和热能

营养泛指人体摄取、消化、吸收和利用食物用以满足自身生理需要的生物学过程。狭义的营养主要指食物中营养素含量的多少和质量的好坏。

营养素是指能够维持机体基本生理活动、提供体力活动所需能量，并能促进机体生长发育的饮食中的化学物质。人体所需要的营养素主要包括蛋白质、脂肪、糖类（碳水化合物）、无机盐（矿物质）、维生素和水六大类。其中，蛋白质、脂肪、糖类在体内代谢过程中能够产生机体所需要的热能，尤其是糖类，它是产生热量和提供热能的主要物质，另外三类无机盐、维生素和水都不能产生热能。

一、蛋白质

蛋白质是生命的物质基础，没有蛋白质就没有生命。机体中的每一个细胞和所有重要组成部分都有蛋白质的参与。人体内蛋白质的种类很多，性质、功能各异，但都是由 20 多种氨基酸按不同顺序、不同结构、不同比例组合而成的。它是一种高分子化合物，是生物体的主要组成物质之一，并在体内不断进行代谢与更新。

人体对蛋白质的需要比较恒定，相对而言，儿童每千克体重的蛋白质需要量比成人要高。如果膳食中蛋白质摄入量不足，就会导致学前儿童生长发育迟缓、体重过轻、淡漠、易激怒、贫血、精神疲乏甚至产生智力发育障碍、营养不良性水肿等症状。相反，如果膳食中蛋白质摄入过量，同样有害。一方面不仅造成浪费，另一方面还会加重肝脏和肾脏的负担。

（一）蛋白质的生理功能

蛋白质的生理功能，是由氨基酸的种类、数量和排序的不同引起的，主要有以下三种功能：

1. 构成和修补人体组织

蛋白质是构成人体细胞、组织的基本物质，是生命活动的基础。人体的每个组织——毛发、皮肤、肌肉、骨骼、内脏、大脑、血液、神经、内分泌等都是由蛋白质组成的，尤其是肌肉和神经细胞所含蛋白质成分最多。成人体内的蛋白质含量约占体重的18%。在人体的化学组成中，蛋白质的含量仅次于水。

蛋白质分子中含有碳、氢、氧、氮，而脂肪和糖分子中只含前三者。可见蛋白质是人体中氮的来源之一，脂肪和糖类不能替代蛋白质。

学前儿童正处在生长发育过程中，各组织各器官的生长都需要蛋白质作为基础原料。另外，机体内细胞组织不断更新以及损伤组织的修复都需要蛋白质的补充。因此，儿童所需要蛋白质的摄入量要大于排出量。人体内的蛋白质处于不断合成和分解的动态平衡中。成人体内蛋白质一般每天更新3%左右。

2. 调节生理功能

人体中的许多重要生理功能都是由蛋白质及其衍生物承担或参与调节的。其中由蛋白质直接参与调节人体生理功能的如运输氧气的血红蛋白、维持血管内胶体渗透压和体液分布的血浆白蛋白及具有免疫功能的免疫球蛋白、进行肌肉收缩的肌纤维蛋白等。由蛋白质的衍生物参与调节人体生理功能的，如催化生物化学反应的酶、调节代谢过程的激素等生物活性物质中的蛋白质。另外，

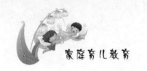

蛋白质还起着维持体内酸碱平衡和水分正常分布、参与遗传信息的传递以及转运体内各类重要物质的作用。

3. 提供热能

蛋白质是三大产热营养素之一，但提供热能不是蛋白质的主要功能，正常情况下蛋白质所产热能不宜超过总热量的 10% ~ 15%。当主要供能者糖类和脂肪的摄入不足或蛋白质食物摄入过多时，蛋白质就会被分解供应热能。这种情况是不恰当的：一是因为蛋白质食物的价格通常要明显高于脂肪和糖类食物，用其做产热供能材料不经济；二是大量蛋白质分解代谢时所产生的代谢产物对肾脏等器官有害。

（二）蛋白质的营养价值

食物中蛋白质的营养价值取决于食物中蛋白质的含量以及蛋白质在体内的消化吸收率和利用率。

1. 蛋白质的含量

食物中蛋白质含量的多少，是衡量和评定一种食物蛋白质营养价值的基础。我们从膳食中得到的蛋白质的量取决于食物摄入量及食物中蛋白质的含量。如果某种蛋白质的质量很高，但在食物中的含量却很低，也是不能满足机体的需要，更无法发挥优质蛋白质的作用。

在各类食物中，蛋白质的含量差异很大。动物源性食物如各种肉类和水产品以及乳类的蛋白质含量较高，而植物源性食物如豆类和坚果类的蛋白质含量亦相对较高，谷类和薯类等的蛋白质含量较低，蔬菜和水果类的蛋白质含量较低。因此，动物蛋白质因其蛋白质含量高而营养价值较高，植物蛋白质（除大豆外）大多营养价值较低。

2. 蛋白质的消化率

蛋白质的消化率是指蛋白质在机体消化酶的作用下分解的速度。蛋白质的消化率越高，则被机体吸收利用的蛋白质数量越多，蛋白质的营养价值就越高。

蛋白质消化率的计算方法：蛋白质消化率 = 蛋白质中被消化吸收的氮的数量/食物中含氮总量 × 100%。

一般来说，动物性食物的消化率高于植物性食物。如牛奶、鸡蛋蛋白质的消化率分别为95%、97%，而玉米和大米的蛋白质消化率分别为85%和88%。

食物蛋白质的消化率受人体和食物两方面因素的影响。人体因素包括消化功能、人的精神状态、饮食习惯和对食物的适应性等主观因素。食物因素包括食物本身的属性、食物纤维、烹调加工方式等。例如，不少植物性食物蛋白质被纤维素包围，其消化率就比动物性食物蛋白质要低，但经过加工，其纤维素被破坏，消化率即可得到提高。以大豆为例，如整颗食用，它的消化率仅为60%，但是加工成豆腐或豆浆，其消化率可达到90%。其他蛋白质在煮熟后吸收率也能提高，如乳类为98%，肉类为93%，蛋类为98%，米饭为82%。

3. 蛋白质的利用率

蛋白质的利用率是指食物蛋白质被消化吸收后在体内被利用的程度。衡量蛋白质利用率最常用的指标是蛋白质生物学价值，简称生物价。用公式表示就是：蛋白质的生物价 = 氮在体内的储留量/氮在体内的吸收量×100%。

生物价的值越高，表明其被机体利用的程度越高。决定蛋白质生物价最重要的因素是蛋白质中所含必需氨基酸的量和相互比例。氨基酸是构成蛋白质的基本单位，共有20多种，分为必需氨基酸和非必需氨基酸两类。凡是人体自身可以合成并能够满足机体需要的氨基酸，称为非必需氨基酸；凡在人体内不能自行合成，必须靠食物中的蛋白质来补充以维持人体需要的氨基酸，称为必需氨基酸。必需氨基酸只有八种，分别是赖氨酸、色氨酸、蛋氨酸、苯丙氨酸、亮氨酸、异亮氨酸、苏氨酸、缬氨酸。对于婴幼儿来说，组氨酸也是必需氨基酸。必需氨基酸必须由食物供给，若供应不足就不能维持人体内的氮平衡，影响身体健康。

必需氨基酸对于婴幼儿的生长发育来说，尤为重要。处于生长发育阶段的儿童对必需氨基酸的需要量，大概是成人的10~20倍。

机体在蛋白质的代谢过程中既需要必需氨基酸，也需要各种非必需氨基酸。只是在人体内的非必需氨基酸量不足时，才由体内的可利用的氮源自行合成。在正常的蛋白质代谢中，每种必需氨基酸的需要和利用处于一定的比例范围内，即各种必需氨基酸之间存在一个相对的比值，以适应机体对合成蛋白质

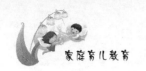

的要求，这种比值称为必需氨基酸组成模式。计算方法是将该种蛋白质中的色氨酸含量定为1，分别计算出其他必需氨基酸的相应比值，这一系列的比值就是该种蛋白质氨基酸模式。如果一种蛋白质中所含的必需氨基酸达到或接近这个组成模式，这种蛋白质的利用率是高的，蛋白质的生物学价值也是高的，因此食物中蛋白质所含的各种氨基酸都能被充分利用。如果一种蛋白质中某一种或几种必需氨基酸数量不足时，就会限制该蛋白质的营养价值，这些氨基酸称为限制氨基酸。按其缺少数量多少顺序排列，有第一限制氨基酸、第二限制氨基酸等。植物蛋白质中，赖氨酸、蛋氨酸、苏氨酸和色氨酸含量相对较低，为植物蛋白质的限制氨基酸。谷类食物的赖氨酸含量最低，为谷类食物的第一限制氨基酸，其次是蛋氨酸和苯丙氨酸；而大豆、花生、牛奶、肉类相对不足的限制氨基酸为蛋氨酸，其次为苯丙氨酸；此外，小麦、大麦、燕麦和大米还缺乏苏氨酸（第二限制氨基酸），玉米缺色氨酸（第二限制氨基酸）。

根据蛋白质中必需氨基酸的含量和相互间的比值，营养学上将蛋白质分为三大类，即完全蛋白质、半完全蛋白质和不完全蛋白质。完全蛋白质是指那些含有的必需氨基酸种类齐全，含量充足，相互比例适当，能够维持生命和促进生长发育的一类蛋白质。这一类蛋白质不但可以维持人体健康，还可以促进生长发育。奶、蛋、鱼、肉中的蛋白质都属于完全蛋白质。完全蛋白质很容易依靠着同时吃两种非肉类食品就可得到，譬如大米与豆类。半完全蛋白质这类蛋白质所含氨基酸虽然种类齐全，但其中某些氨基酸的数量不能满足人体的需要。它们可以维持生命，但不能促进生长发育。例如，小麦中的麦胶蛋白便是半完全蛋白质，含赖氨酸很少。不完全蛋白质这类蛋白质不能提供人体所需的全部必需氨基酸，单纯靠它们既不能促进生长发育，也不能维持生命。例如，肉皮中的胶原蛋白便是不完全蛋白质。

食物蛋白质中氨基酸比例虽然不同，但是可将不同食物适当混合食用，使食物蛋白质之间相互补偿相对含量不足的氨基酸，使其比例尽量接近氨基酸组成模式，从而提高蛋白质的利用率，这种作用称为蛋白质的互补作用。例如面粉与大豆及其制品同吃，大豆蛋白质中丰富的赖氨酸可补充小麦蛋白质中赖氨酸的不足，从而使面、豆同食时蛋白质的生理价值提高。在生活中类似的例子有很多，如素什锦，以豆制品、蘑菇、木耳、花生、杏仁配在一起；腊八粥以大米、小米、红豆、绿豆、栗子、花生、枣等一起煮食，都可以达到蛋白质互补作用，比单吃一种食物时蛋白质的利用率高。

利用蛋白质的互补作用给婴幼儿提供合适的混合膳食，能在不增加膳食费用的情况下提高婴幼儿摄入蛋白质的利用率，促进婴幼儿的生长发育。

（三）膳食中蛋白质的供应量与食物来源

根据中国居民膳食营养素参考摄入量，学前儿童每日膳食中蛋白质的推荐摄入量如下表：

学前儿童每日膳食中蛋白质的推荐摄入量

年龄（岁）	蛋白质（克）	年龄（岁）	蛋白质（克）
0～1	1.5～3.0/千克（体重）	4～5	50
1～2	35	5～6	55
2～3	40	6～7	60
3～4	45	7～8	65

膳食中蛋白质的主要来源是畜禽肉类、蛋类、鱼类、奶类等动物性蛋白质和谷类、豆类、薯类、干果类等植物性蛋白质。虽然谷类食物蛋白质含量不高，但由于是人们的主食，却也仍然是蛋白质的重要来源。

二、脂肪

广义的脂肪又称为脂类或脂质，包括中性脂肪和类脂质（如磷脂、固醇类以及糖脂类）。脂类是一类极复杂的化学物质，难溶于水而易溶于有机溶剂，是食物中产生热量最高的一种营养素。狭义的脂肪仅指中性脂肪，包括脂和油。

脂肪是甘油和三分子脂肪酸组成的甘油三酯。脂肪所含的化学元素主要是碳、氢、氧。脂肪是重要的营养物质，是食物的一个基本构成部分。摄入过多的饱和脂肪酸容易诱发心脑血管病，会导致肥胖症，还将诱发高血压、糖尿病等。

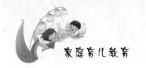

（一）脂肪的生理功能

1. 构成机体组织细胞

脂肪是组成人体细胞的主要成分，脂肪中的磷脂、固醇也是形成新组织和修补旧组织、调节代谢、合成激素所不可缺少的物质。如磷脂、固醇及糖脂一起构成细胞膜的类脂层，脑和外周神经组织都含有磷脂和糖脂；固醇是体内合成固醇类激素的重要物质。同时，当机体需要时，脂肪还可随时用于机体的代谢，并起到隔热保温、支持保护内脏与关节的作用。

2. 提供热能和贮存热能

脂肪是食物中产热能力最强的营养素，机体热能消耗的近 1/3 来源于脂肪。同时，脂肪又是体内热能贮存的一种形式。如果膳食中热能摄入超过机体需要，多余的热能就会转变为脂肪在人体内贮存起来；如果膳食中热能摄入不足时，贮存的脂肪就会被分解而产生热能。

3. 帮助脂溶性维生素的吸收

脂肪可以促进脂溶性维生素 A、D、E、K 的吸收。膳食中如果缺乏脂肪或脂肪消化吸收障碍时，会引起脂溶性维生素缺乏病。如植物油中富含维生素 E，奶和蛋的脂肪中维生素 A、D 很丰富，肝脏脂肪中维生素 A、D 也很丰富。如果膳食中食入的脂肪过少，会影响这些脂溶性维生素的供给和吸收，时间久了会影响健康，过早衰老。

4. 必需脂肪酸在体内的特殊生理功能

必需脂肪酸，是指人体维持机体正常代谢不可缺少而自身又不能合成或合成速度慢无法满足机体需要，必须通过食物供给的不饱和脂肪酸。必需脂肪酸不仅能够吸引水分滋润皮肤细胞，还能防止水分流失。它是机体润滑油，但人体自身不能合成，必须从食物中摄取，每日至少要摄入 2.2 ~ 4.4 克。

必需脂肪酸是人生长发育所必需的，它是磷脂的重要组成部分，也是合成前列腺素、血栓素等类二十烷酸的前体物质，它与胆固醇的代谢有关，还能够维持人体正常的视觉功能。如果人体缺乏必需脂肪酸，可引起生长迟缓、生殖障碍、皮肤损伤（出现皮疹等）以及肾脏、肝脏、神经和视觉方面的多种疾病。

（二）膳食中脂肪的供应量与食物来源

脂肪的每日供应量没有统一的规定，不同地区由于经济发展水平和饮食习惯的差异，脂肪的实际摄入量有很大差异。我国营养学会建议膳食脂肪供给量不宜超过总能量的30%，其中饱和、单不饱和、多不饱和脂肪酸的比例应为1:1:1。亚油酸提供的能量能达到总能量的1%～2%即可满足人体对必需脂肪酸的需要。根据我国的膳食结构和状况，我国幼儿每日膳食中脂肪的推荐摄入量如下表。

学前儿童每日膳食中脂肪的推荐摄入量（占总热能的百分比）

年龄（岁）	脂肪（%）	年龄（岁）	脂肪（%）
0～0.5	45～50	1～6	30～35
0.5～1	35～40	7岁以上	25～30

膳食中脂肪的来源主要是各种植物油和动物脂肪。此外各种食物中都含有不同量的脂肪和类脂质。植物性食物中的油料作物，如大豆、花生等含油量比较丰富；动物性食物和坚果的脂肪含量都很高。植物性食物以油料作物如大豆、花生、油菜籽、葵花子、核桃仁等含油量丰富，且以不饱和脂肪酸为主。椰子油、棕榈油、可可油中的脂肪酸主要是饱和脂肪酸。动物性脂肪来自肉类、鱼肝油、骨髓、蛋黄等食物，以肥猪肉中脂肪含量最高（90.8%）。动物性食物主要提供饱和脂肪酸，但鱼类例外，内含有不饱和脂肪酸，因此老年人应多吃鱼。近年来发现有些海产品鱼油中含有高量的二十碳五烯酸和二十二碳六烯酸，这两种脂肪酸具有扩张血管、降低血脂、抑制血小板聚集、降血压等作用，可以防止脑血栓、心肌梗死、高血压等老年病。

一般认为，植物油所含的必需脂肪酸量多，易被消化和吸收，所以植物油的营养价值是比较高的。动物脂肪中的奶油、鱼脂、鱼肝油不仅含有各种脂肪酸和多种维生素，而且脂肪颗粒小、易于消化。猪油、牛油、羊油等动物脂肪含饱和脂肪酸多，不易消化，不含维生素，必需脂肪酸含量少，营养价值较低。因此，在日常饮食中，我们应搭配食用植物油和动物脂肪。

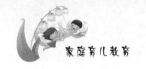

三、碳水化合物

糖类又称为碳水化合物，是自然界存在最多、分布最广的一类重要的有机化合物。它是由碳、氢、氧三种元素组合而成的一大类化合物，因为它所含氢、氧的比例与水相同，所以又称为碳水化合物。它是为人体提供热能的三种主要的营养素中最廉价的营养素。食物中的碳水化合物分成两类：人可以吸收利用的有效碳水化合物，如单糖、双糖、多糖；人不能消化的无效碳水化合物，如纤维素，是人体必须的物质。

按照分子结构，碳水化合物可分为单糖类（如葡萄糖、果糖）、双糖类（如蔗糖、麦芽糖、乳糖）、多糖类（如淀粉、糖原、纤维素和果胶），其中淀粉占膳食中碳水化合物的绝大部分。

（一）碳水化合物的生理功能

1. 提供热能

这是糖类对机体最重要的作用，每克葡萄糖产热16千焦（4千卡），机体所需能量的近2/3由其供给，并且糖类在体内能够被迅速消化吸收而产生热能。人体摄入的碳水化合物在体内经消化变成葡萄糖或其他单糖参加机体代谢。

日常生活中，富含糖类的食物资源丰富、价格低廉，作为最主要的热能来源，也是最经济的。平时摄入的碳水化合物主要是多糖，在米、面等主食中含量较高，摄入碳水化合物的同时，能获得蛋白质、脂类、维生素、矿物质、膳食纤维等其他营养物质。而摄入单糖或双糖如蔗糖，除能补充热量外，不能补充其他营养素。

食物中碳水化合物不足，机体不得不动用蛋白质来满足机体活动所需的能量，这将影响机体用蛋白质合成新的蛋白质和组织更新，对身体是没有好处的。而且，葡萄糖是维持大脑正常功能的必需营养素，如果血液葡萄糖水过低（低血糖），就会影响大脑的热能供能，脑组织可能会因为缺乏能源而使脑细胞功能受损，造成功能障碍，并出现注意力不集中、头晕、心悸、出冷汗，甚至昏迷。

当膳食中碳水化合物过多时，就会转化成脂肪贮存于体内，使人过于肥胖而导致各类疾病如高血脂、糖尿病等。

2. 参与构成机体组织

碳水化合物是构成机体的重要物质之一，每个细胞都有碳水化合物，其含量为 2%～10%，主要以糖脂、糖蛋白和蛋白多糖的形式存在，分布在细胞膜、细胞器膜、细胞浆以及细胞间质中。

3. 抗生酮体和解毒的作用

当人体缺乏糖类时，可分解脂类提供热能，脂肪代谢产生的酮体氧化不完全，在血液中达到一定浓度就会发生代谢性酸中毒，因此碳水化合物具有抗生酮体的作用。当人体摄入充足的碳水化合物时，可以增加肝脏内肝糖原的贮存量，而肝糖原能加强肝脏的解毒作用。

4. 促进消化和排泄

碳水化合物中的食物纤维，包括纤维素和果胶等，不能被人体吸收，但是能够刺激肠道蠕动，对促进良好的消化和排泄固体废物有着举足轻重的作用。适量地补充纤维素，可使肠道中的食物增大变软，促进肠道蠕动，从而加快排便速度，防止便秘和降低肠癌的风险。另外，纤维素还可调节血糖，有助预防糖尿病；又可以减少消化过程对脂肪的吸收，从而降低血液中胆固醇、甘油三酯的水平，有防治高血压、心脑血管疾病的作用。

（二）膳食中碳水化合物的供应量与食物来源

一般说来，对碳水化合物没有特定的饮食要求。主要是应该从碳水化合物中获得合理比例的热量摄入。另外，每天应至少摄入 50～100 克可消化的碳水化合物以预防碳水化合物缺乏症。

碳水化合物的主要食物来源有糖类、谷物（如水稻、小麦、玉米、大麦、燕麦、高粱等）、水果（如甘蔗、甜瓜、西瓜、香蕉、葡萄等）、干果类、干豆类、根茎蔬菜类（如胡萝卜、番薯等）等。

目前中国膳食碳水化合物的实际摄入量和世界卫生组织的建议，我国健康人群的碳水化合物供给量为总能量摄入的 45%～65%。同时对碳水化合物的来源也作了要求，即应包括复合碳水化合物淀粉、不消化的抗性淀粉、非淀粉

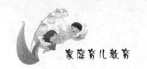

多糖和低聚糖等碳水化合物；限制纯能量食物如糖的摄入量，提倡摄入营养素/能量密度高的食物，以保障人体能量和营养素的需要及改善胃肠道环境和预防龋齿的需要。

四、热能

人体维持基本的生命活动（如体温、心跳、呼吸）和日常的劳动、运动等，均需要做功而消耗一定的能量，这种能量又称为热能。热能也是学前儿童为了维持生命、进行活动和保证正常生长发育所必需的。热能的来源就是我们每天摄入的蛋白质、脂肪和碳水化合物这三种产热营养素。食物中的其他成分，像水、无机盐和维生素这三种营养素，都不能产生热能。

对于正处在生长发育阶段的儿童青少年，由于身体的新陈代谢特别旺盛，对热能的需要量较高。一个人如果其热量摄入不足，就会使体内贮存的糖逐渐减少，到一定程度时，就将开始动用脂肪，并消耗部分蛋白质，使肌肉和内脏萎缩、消瘦、乏力、体重减轻、变得"骨瘦如柴"，各种生理功能受到严重影响，甚至危及生命。在日常生活中，有些学生经常少吃或不吃早餐，由于体内热能不足，使得血糖降低，在上第二节课以后往往产生饥饿感，自觉手足无力，上课时思想不集中。这就是吃的食物不够，能量不足所造成的，日久还会影响生长发育。但是，如果每天吃过多的糖果、甜食等，使食物的产热量超过需要量，那么多余的能量就会转化脂肪，积聚在皮下组织，使皮下脂肪增厚，体重超过正常范围，会出现肥胖现象，并将成为成年期的高血压、糖尿病、心血管病等器质性疾病的先兆因子。

（一）学前儿童对于热能的需要

1. 维持基础代谢所需

在适宜的气温（18～25℃）环境中，在清醒、静卧，既无体力劳动又无脑力劳动而且完全处于休息状态，并且空腹12小时以上，消化系统也处于静止状态的情况下，维持基本生命活动时的热能消耗水平称为基础代谢。基础代谢的能量仅仅能够用来维持体温、肌肉张力、循环、呼吸、胃肠蠕动、神经和腺体活动等的代谢所需。

基础代谢受多种因素的影响，特别是体型、性别、年龄、生理状态、环境等因素。由于儿童，特别是婴幼儿体表面积与体重的比值大于成人，热量的散失相对较多，加上儿童生理活动较为活跃，因此他们基础代谢所占总热量的比例也大于成人。而且，年龄越小，每日每千克体重需要满足其基础代谢的热量就越多，婴幼儿期基础代谢的需要约占总热能需要量的60%。

2. 食物特殊动力作用

因摄取食物而引起体内热能消耗增加的现象，称为食物的特殊动力作用。食物特殊动力作用的机理，是食物在消化、吸收和代谢过程中的耗能现象。各种营养素的特殊动力作用是不一样的，蛋白质在食物中特殊动力作用最大，相当于其本身所供热量的20%左右，脂肪为4%～5%，碳水化合物为5%～6%。摄入普通的混合膳食时，食物的特殊动力作用约为人体每日基础代谢的10%。

食物特殊动力作用与进食的总热量无关，而与食物的种类有关。进食糖与脂肪对代谢的影响较小，大约分别只是基础代谢的6%和4%，持续时间也只有1小时左右。但进食蛋白质对代谢的影响则较大，持续时间较长，有的可达10～12小时。

3. 活动所需

这是用于肌肉活动的热能，消耗多少主要取决于活动的强度、持续时间及熟练程度。儿童用于生活活动的热能由于年龄、性别、个体差异的不同而不同。一般来讲，新生儿只能吸吮、啼哭，肌肉活动较少；1岁以内小儿多不能下地行走，故活动所需热能也是有限的，好哭、易动的婴幼儿此项热能消耗要比普通婴幼儿高出3～4倍。活动量越大，活动时间越长，动作越不熟练，消耗的热能就越多，反之则相对较低。

4. 生长发育

这是处于生长发育期的儿童所特有的能量消耗。生长发育需要增加热能消耗，主要包括机体形成新的组织所需要的热能及新生成的组织进行新陈代谢所需的热能。它的需要量与生长发育的速度成正比，生长速度越快，所需热能越多。在生长发育期内如果膳食中的热能供给不能满足身体的需要，生长发育就会迟缓甚至停止。

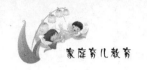

5. 排泄的损失

摄入体内的食物有少量未被吸收利用而随粪便排出体外的，这部分没有能够有效产生热能的损失看作热能的消耗，这部分热能消耗通常相当于基础代谢的10%。

（二）膳食中热能的供应量和食物来源

热能的供给量是根据不同人群的平均能量需要而制定的。在一般情况下，机体的热能需要与个体的食欲相适应，当个体的正常食欲得到满足时，其热能需要一般得以满足。对儿童来说，如果儿童生长发育与身心活动正常，则说明他的热能供应量也得以满足。

机体所需热能主要来源于碳水化合物、脂肪和蛋白质。这三种产热营养素在体内代谢，既具有不同的生理功能，又能相互影响，特别是碳水化合物与脂肪之间的相互转化，能减少蛋白质作为能量被消耗。

另外，还要注意热能的供给和消耗平衡。热能供给不足可能引起婴幼儿营养不良，生长发育障碍，对疾病的抵抗力低，还可能会影响婴幼儿智力和行为的正常发育。而热能供应过量，则有可能会形成体内脂肪贮存过多，可能引起婴幼儿肥胖症等。

三种产热营养素普遍存在于食物中。动物性食物一般比植物性食物含有较多的蛋白质和脂肪。而植物性食物中，油料作物含有丰富的脂肪，粮食中以碳水化合物和植物蛋白为主，蔬菜水果热能含量是比较少的。

五、无机盐

人体所含的各种元素，除碳、氢、氧、氮主要以有机化合物的形式存在外，其余元素无论含量多少，统称为无机盐，又称为矿物质。在人体内，无机盐占体重的4%~5%。其中含量较多（超过百万分之五十）的称为"常量元素"或者"宏量元素"，如钙、镁、钠、钾、磷、硫、氯等；含量较少（百万分之五十以下）的称为"微量元素"或者"痕量元素"，如铁、铜、碘、锌、锰、钴、硅等。

无机盐是构成机体的重要材料，也是维持和调节机体生理功能的重要物质。从胎儿到成人，人体内的无机盐随年龄的增长而增加，但在总量增加的过程中，无机盐之间的比例变动不大。随着机体的新陈代谢，每天都有一定数量的无机盐经由各种途径排出体外，同时又通过各种膳食的摄入得到补充，以保证机体的需要。如果长期膳食调配不当或严重偏食，以及存在消化道疾病影响吸收，会导致相应元素的缺乏，通常比较容易缺乏的无机元素有钙、铁、碘。

（一）无机盐的生理功能

1. 构成机体组织

无机盐是构成机体组织的重要材料，如钙、磷、镁是骨骼和牙齿的重要成分，磷、硫是构成组织蛋白的成分等。

2. 参与调节体液的渗透压和酸碱度

维持体液的正常分布，保持 pH 在 7.35～7.45。

3. 维持神经肌肉的兴奋性和细胞通透性

如钙缺乏时肌肉兴奋性增加，引起肌肉抽搐，钙与细胞膜中的磷脂紧密结合，控制着细胞的通透性。

4. 构成机体某些具特殊生理功能的重要物质

如铁是构成血红蛋白的成分，碘是甲状腺素的构成成分，锌是胰岛素的构成成分等。

5. 是多种酶的激活剂或组成成分

如盐酸对胃蛋白酶有激活作用，氯离子对唾液淀粉酶有激活作用。

（二）婴幼儿容易缺乏的几种无机盐

无机盐在食物中分布很广，如果摄入足够数量和种类的营养素，一般都能满足机体的需要，比较容易缺乏的无机盐有钙和铁，在某些特殊情况下也可能会缺少碘、锌和硒等。

1. 钙

1）钙的生理功能

钙是人体含量最多的元素之一，仅次于碳、氢、氧、氮而位列第五位。人体中的钙有 99% 存在于骨骼、牙齿之中，它是构成骨骼和牙齿的主要原料。

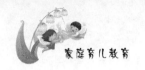
而另外的1%则存在于血液、细胞外液及组织中，具有维持细胞正常功能等重要作用及参与调节神经兴奋性、血液凝固等功能。

2）钙的吸收

膳食中的钙在肠道中不能完全吸收，有70%～80%的钙由于不被吸收而随着粪便排出体外。造成这种情况的主要原因是，钙离子与食物中的植酸、草酸等结合成了不溶性的钙质。因此，在选择供钙食物时，不能单纯考虑钙的绝对含量，还应同时注意食物的植酸、草酸含量。植物纤维素也能与钙结合而降低钙的吸收率。此外钙与酯酸会形成钙皂而排出体外，因此膳食中的植物纤维素与脂肪含量过高，都会影响钙的吸收。

在机体内也有许多有利于钙吸收的因素。如维生素 D 和乳糖能够促进机体对钙的吸收，膳食中如果蛋白质供应充足，也可以有利于钙的吸收。此外，机体对钙的需要量大时如婴幼儿期，通过机体的反馈作用，也可使钙的吸收率提高。

（3）钙的供应量

钙是人体中含量最大的无机盐，占体重的 1.5%～2%。被人体吸收的钙与磷结合沉积于骨骼中，骨中的钙不断释出成为游离的钙，而游离钙又不断沉积于骨。婴幼儿骨骼中的钙在不断的沉淀和溶解的动态过程中每 1～2 年更新一次，而成人更新一次则需要 10～20 年。因此婴幼儿对钙的需求量比成人要大得多。根据中国居民膳食营养素参考摄入量，学前儿童膳食钙的参考摄入量为：初生至 6 个月每日需 400 毫克，6 个月至 3 岁每日需 600 毫克，3～7 岁每日需 800 毫克。

如果长期膳食中钙摄入不足，对于婴幼儿来说，会影响他们的骨骼、牙齿的发育，产生佝偻病；对于成人来说，如果钙摄入过少，为了维持血液中游离钙的水平，机体只能减少骨钙的沉积，久而久之，必须造成骨钙减少、骨质疏松。长期膳食中钙摄入不足，还会导致血浆中钙离子下降，神经、肌肉兴奋性增加，会引起手足搐搦症。

（4）钙的食物来源

钙的来源是比较丰富的，其中，含钙最多的是乳和乳制品，不仅含钙量最高，而且极易吸收，是学前儿童最理想的补钙食物。海产品中的虾米、虾皮、紫菜、海带、豆类及豆类制品、谷类、大多数绿叶蔬菜，各种瓜子和芝麻酱等含钙量也是比较丰富的。

2. 铁

1）铁的生理功能

铁是人体必需的微量元素中含量最多的一种元素，成人体内含铁 3~5 克，其中 60%~75% 存在于血红蛋白，3% 存在于肌红蛋白，1% 为含铁酶类，其余存在于肝、脾与骨髓中。铁的主要生理功能是经血红蛋白参与氧的转运、交换和组织呼吸过程。

2）铁的吸收

动物性食物中的铁，因与血红蛋白、肌红蛋白结合，可被肠黏膜直接吸收，因此动物性食物中的铁吸收利用率高。如瘦肉、鱼类等所含的铁吸收率高达 11%~22%。植物性食物中的铁，多是以三价铁的形式存在的，需要在酸性介质如胃酸及食物有机酸的作用下还原成二价的铁，才能被直接吸收。所以，植物性食物中的铁吸收率低，如大米仅为 1%，小麦和面粉为 5%。

在食物中添加维生素 C、乳糖和果糖、氨基酸等，可以促进三价铁还原成二价铁，有利于铁吸收利用。凡在肠道中能与铁形成不溶性铁盐的因素，都不利于铁的吸收，如谷类所含植酸，某些蔬菜所含草酸等。

3）铁的供应量

铁在人体内可以反复被利用，机体排出的铁很少，因此人体对铁的需要量并不大。虽然需要并不大，但并不意味着人体可以不用补铁，如果饮食中长期铁摄入不足或生长发育较快的小儿，会出现缺铁性贫血。根据中国居民膳食铁参考摄入量，儿童需供给铁的量从出生至 8 岁每日 10 毫克。

4）铁的食物来源

含铁丰富且吸收率高的主要是动物性食物，如肝脏、血、瘦肉、鱼类等。植物性食物中含铁量高的有黑木耳、海带、芝麻酱等。

特别要注意的是，乳类含铁极少，以乳类为主食的婴儿要特别补充铁；而且在烹饪的过程中要大力提倡使用铁锅、铁铲等用具以增加铁的供给。

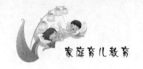
3. 锌

1）锌的生理功能

锌也是人体必需的一种微量元素，它是多种金属酶的组成成分或酶的激活剂。已知锌与60种以上的酶有关。锌在人体内的含量为1.4～2.3克，主要存在于骨骼、皮肤和头发中。头发中的含锌量常能够反映膳食中锌的长期供应量。锌在组织呼吸和蛋白质、脂肪与糖类的代谢中起重要作用。锌与核酸及蛋白质的合成密切相关，缺锌会导致生长发育障碍，严重时还会出现侏儒症和智力发育不良。锌能使人保持正常味觉，促进食欲，缺锌会导致味觉下降，出现厌食、偏食甚至异食。锌还参与维持免疫功能，促进创伤愈合等。

2）锌的吸收

食物中的锌吸收率不高，每天我们随着食物摄入10～20毫克的锌，其中只有2～3毫克被人体吸收，食物中的草酸、植酸会降低锌的吸收率。

3）锌的供应量

中国居民膳食锌参考摄入量，儿童膳食锌的参考摄入量为6个月内每日1.5毫克，6个月～1岁每日8毫克，1～4岁每日10毫克，4～7岁每日12毫克。锌可以随着汗液排出体外，因此，在炎热多汗的季节要特别注意锌的补充。

4）锌的食物来源

动物性食品含锌量普遍较多，并且动物性蛋白质分解后所产生的氨基酸还能促进锌的吸收。植物性食品中锌较少。锌元素主要存在于海产品（其中以牡蛎含锌最为高）、动物内脏中，如瘦肉、猪肝、鱼类、蛋黄等，其他食物里含锌量很少。而水、主食类食物以及孩子们爱吃的蛋类里几乎都没有锌，含有锌的蔬菜和水果也不是很多。据化验，各种植物性食物中含锌量比较高的有豆类、花生、小米、萝卜、大白菜等。

4. 碘

1）碘的生理功能

碘是人体的必需微量元素之一，是甲状腺激素的重要组成成分，有"智力元素"之称。健康成人体内的碘的总量为20～50毫克，其中70%～80%存在于甲状腺。碘的生理功能是通过甲状腺素的作用来体现的。甲状腺素对促进组织氧化、调节机体新陈代谢、促进机体正常生长发育有直接影响。

2）碘的吸收

食物和饮水中的碘离子很容易被机体吸收并转运到血浆，其中一部分被甲状腺摄取合成甲状腺素，从而发挥其生理功能。由于土壤、饮用水、食盐和食品中含碘量低或者缺乏碘，会导致地方性甲状腺肿大或地方性呆小病的发生。值得注意的是，人体摄入过多的碘也是有害的，日常饮食碘过量同样会引起"甲亢"。是否需要在正常膳食之外特意"补碘"，要经过正规体检，听取医生的建议，切不可盲目"补碘"。

3）碘的供给

人体对碘的需要量受发育状况、性别、年龄、体重、营养状况、气候和体质等的影响。中国营养学会推荐6个月以内婴儿每天需碘40微克，6个月～1岁50微克，7岁以前70微克，以后120微克，13岁以后至成年（包括老年（老年食品））均为150微克，但孕妇（孕妇食品）增至175微克。

碘缺乏对儿童的危害很大。孕期缺碘，会使胎儿的生长发育受到严重影响，有可能会导致流产、死胎、先天畸形、围生期死亡率增高、婴幼儿期死亡率增高，也有可能造成出生后克汀病，也称"呆小症"。同样碘过量的危害也是相当大的。碘过量可能会导致甲状腺疾病，继而导致甲状腺功能减退。当甲状腺功能减退时，激素分泌不够，就会出现三种不同程度的症状：一是女性不孕；二是即使怀孕，也会容易流产或者胎死腹中；三是虽然顺利生下胎儿，但孩子的智力可能会受到影响。

4）碘的食物来源

海洋生物含碘量很高，海产品是含碘最丰富的食物来源，如海带、紫菜、海鲜鱼、干贝、淡菜、海蜇、龙虾等；而远离海洋的内陆山区或不易被海风吹到的地区，土壤和空气中含碘量较少，这些地区的食物含碘量不高。

陆地食品含碘量以动物性食品高于植物性食品，蛋、奶含碘量相对稍高，其次为肉类，淡水鱼的含碘量低于肉类。植物含碘量是最低的，特别是水果和蔬菜。

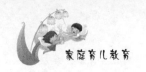

我国推行多年的食用碘盐也是摄入碘的重要途径。碘不耐热，为保证碘不被破坏，烹调时应尽量在出锅时才加碘盐。

六、维生素

维生素通俗来讲，即维持生命的物质，是人和动物为维持正常的生理功能而必须从食物中获得的一类微量有机物质，也是保持人体健康的重要活性物质，在人体生长、代谢、发育过程中发挥着重要的作用。已经发现的维生素有几十种，虽然它们的化学结构和生理功能各异，但却具有共同的特点：维生素或其前体（维生素原）都存在于天然食物中；都不能供给热能；不能构成机体组织；对其需要量虽然很少，但缺乏时却会引起一定的问题；过量时会导致中毒；一般不能在体内合成或合成量很少，必须经常由食物供给。

（一）维生素的分类

维生素是个庞大的家族，目前所知的几十种维生素中，大致可分为脂溶性和水溶性两大类。脂溶性维生素包括维生素 A、D、E、K，水溶性维生素包括 B 族维生素和维生素 C 等。水溶性维生素不需消化，直接从肠道吸收后，通过循环到达机体需要的组织中，多余的部分大多由尿排出，在体内储存甚少。脂溶性维生素溶解于油脂，而不易溶于水，可随脂肪为人体吸收并在体内蓄积，排泄率不高。体内可储存大量脂溶性维生素。

（二）婴幼儿缺乏的几种维生素

1. 维生素 A

维生素 A 又称为视黄醇，胡萝卜素在小肠和肝脏中经酶的作用，可转变为维生素 A，因此胡萝卜素又称为维生素 A 原。

1）生理功能

维生素 A 能够促进视觉细胞内感光色素的形成，维持正常视觉；维生素 A 能够维持上皮结构的完整与健全；维生素 A 还可以促进糖蛋白的合成，促进生长、发育，强壮骨骼，维护头发、牙齿和牙床的健康，有利于提高机体免疫力。

2）维生素 A 的食物来源

维生素 A 在动物性食物中的含量比较丰富，如动物的肝脏、鱼类、海产品、奶油和鸡蛋等动物性食物。植物所含的胡萝卜素进入人体，可在肝中转变为维生素 A。富含胡萝卜素的食物主要是橙黄色和绿色蔬菜，如菠菜、芹菜、胡萝卜、韭菜、油菜、荠菜、芒果、杏子、柿子，每 500 克可含胡萝卜素 14 毫克以上，每天只要吃 120～150 克就能满足儿童对维生素 A 的需要。雪里红、小白菜、红薯、大葱、西红柿、柿子椒等，每 500 克含胡萝卜素为 1.5～7.4 毫克。

3）维生素 A 的供给量

维生素 A 被人体吸收后主要贮存于肝脏，学前儿童对维生素 A 的贮存能力较差，但因为生长发育的需要，学前儿童对维生素 A 的需要量又相对较高。因此，必须注意在膳食中为婴幼儿补充维生素 A。中国营养学会推荐学前儿童每日膳食中维生素 A 的供给量是：0～1 岁每日 400 微克，1～4 岁每日 500 微克，4～7 岁每日 600 微克。

4）维生素 A 的缺乏症及维生素 A 中毒

婴儿初生时其肝脏储存的维生素 A 很少，很快被消耗尽，但初乳中含量极高，人乳和牛奶是婴儿所需维生素 A 的主要来源，其他食物如蔬菜、水果、蛋类和肝等都能供给足够的维生素 A。因此适当的饮食能够提供足够的维生素 A，不至于引起缺乏。但婴儿时期食品单纯，如奶量不足，又不补给辅食，就容易引起维生素 A 缺乏症。乳儿断奶后，若长期单用米糕、面糊、稀饭、去脂牛奶乳等食品喂养，又不加富含蛋白质和脂肪的辅食，则可造成缺乏症，长期腹泻也容易导致维生素 A 缺乏症。

缺乏维生素 A 可引起夜盲症，进一步发展，会形成角膜及结膜干燥粗糙，眼泪减少，出现眼干燥症。还可能有皮肤干燥、粗糙，毛发干、脆，易于脱落，并易于反复产生呼吸道、消化道感染。

一般来讲，正常饮食不会引起维生素 A 摄入过多，但是，若给婴幼儿服用过多的浓缩鱼肝油或维生素 A 制剂，则会导致中毒。维生素 A 急性中毒表现为食欲减退、烦燥、呕吐、前囟隆起。维生素 A 慢性中毒，表现为骨痛、

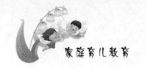
毛发脱落、体重不增等。

2. 维生素 B 族

维生素 B 族包括维生素 B1、维生素 B2、维生素 B6、维生素 B12、维生素 B9（叶酸）和尼克酸等。由于他们有很多共同特性（如都是水溶性、都是辅酶等）以及需要相互协同，因此被归类为一族。

维生素 B1 又称为硫胺素，是构成辅酶硫胺素焦磷酸酯的组成成分。主要维持碳水化合物的正常代谢，能增进食欲，维持神经正常活动。维生素 B1 含量丰富的食物有酵母、谷类、豆类、干果类、硬果类，尤其是种子外皮、动物内脏、瘦肉、禽蛋等，菜、水果中含量不多。中国营养学会推荐婴幼儿每日膳食中维生素 B1 的供应量：出生至 1 岁为 0.4 毫克，1 岁为 0.6 毫克，2 岁为 0.7 毫克，3~4 岁为 0.9 毫克，4~7 岁为 1.0 毫克。如果饮食中长期维生素 B1 摄入不足时，轻者表现为肌肉乏力、精神淡漠和食欲减退，重者得脚气病。

维生素 B2 又称为核黄素，它是机体许多辅酶的组成成分，这些辅酶与特定的蛋白质结合，形成黄素蛋白，是组织呼吸不可缺少的物质。它参与体内生物氧化与能量生成，参与体内的抗氧化防御系统，提高机体对环境应激适应能力。维生素 B2 含量丰富的食物有动物肝脏、奶类、蛋类、豆类和绿叶蔬菜。如果维生素 B2 长期摄入不足，可导致物质代谢紊乱，表现为唇炎、口角炎、舌炎、阴囊皮炎、脂溢性皮炎等症状。核黄素的缺乏还会影响维生素 B6 和烟酸的代谢。由于核黄素缺乏影响铁的吸收，易出现继发性缺铁性贫血。

维生素 B9，即叶酸，又名维生素 BC。叶酸是由蝶酸和谷氨酸结合而成，故又称蝶酰谷氨酸。叶酸广泛存在于食物中，如动物肝、肾、鸡蛋、豆类、酵母、坚果类、绿叶蔬菜和水果等，一般正常饮食不会导致体内叶酸的缺乏。但是一些其他的因素如膳食摄入不足、酗酒、抗惊厥药和避孕药等却能妨碍叶酸的吸收和利用。人体缺乏叶酸的危害广泛而深远，可使 DNA 合成受阻，细胞分裂停止在 S 期，细胞核变形增大，引起巨红细胞贫血，舌炎和腹泻，造成新生儿生长不良。叶酸缺乏还导致儿童神经管畸形、心血管疾病和癌症的产生。

3. 维生素 C

维生素 C，又叫抗坏血酸，是一种水溶性维生素。它的生理功能是作为酶激活剂、物质还原剂或参与激素合成等而发挥作用的；维生素 C 能够影响胶原蛋白的合成；治疗坏血病；预防牙龈萎缩、出血；维生素 C 还能够促进胆固醇的排泄，防止胆固醇在动脉内壁沉积，甚至可以使沉积的粥样斑块溶解，预防动脉硬化；治疗贫血；预防癌症等。柑橘类水果和番茄是维生素 C 的最佳来源，青椒、菠菜、马铃薯中含量也是非常丰富的。中国营养学会推荐婴幼儿每日维生素 C 的供给量：初生至 1 岁为 30 毫克，2 岁为 35 毫克，3～4 岁为 40 毫克，5～7 岁为 45 毫克。如果饮食长期维生素 C 摄入不足，会引起坏血症；如果长期摄入过量，会产生多尿、腹泻、皮肤发疹，甚至结石等。

4. 维生素 D

维生素 D 为固醇类衍生物，具抗佝偻病作用，又称抗佝偻病维生素。植物中不含维生素 D，但维生素 D 原在动、植物体内都存在。维生素 D 存在于部分天然食物中，受紫外线的照射后，人体内的胆固醇能转化为维生素 D。

维生素 D 能促使骨和软骨的骨化和正常生长，促进钙和磷在肠道被吸收，使钙、磷最终成为骨质的基本成分，还能增加骨中的钙、磷向血液释放以维持血钙水平。维生素 D 缺乏会导致少儿佝偻病和成年人的软骨病。症状包括骨头和关节疼痛，肌肉萎缩，失眠，紧张以及痢疾腹泻。但维生素 D 摄入过量也会引起中毒、骨化过度、肾功能不全等。

膳食中维生素 D 含量较丰富的食物有鱼肝油、牛奶、蛋黄等。婴幼儿正处于生长发育期，维生素 D 的需求量比较大，单靠从日光照射而获得维生素 D 是不能满足需要的，应当从膳食中得到补充。中国营养学会推荐幼儿每日维生素 D 的供给量是 10 微克。

七、水

水在体内的含量最高，是维持人体正常活动的重要物质。

水的生理功能很多：水是构成细胞的必需物质，是人体组织、体液的主要成分，构成机体的基本成分；水也是机体物质代谢必不可少的溶剂，是各种物质吸收、运输及排泄的载体；水还能够调节体温，保持体温恒定，并且有一定的润滑作用。

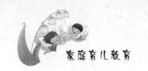

人的年龄越小，含水量就越高。胎儿体内水分的含量为98%，婴儿体内含水量为70% ~80%，早产儿可高达85~90%，成人体内含水量则占体重的60%左右。由此可知，婴幼儿体内的含水量比例相当高。学前儿童每日每千克体中水的供给量为1岁以下110~155毫升，1~3岁100~150毫升，4~6岁90~110毫升，7岁以上70~85毫升。一般情况下，缺水1%~2%，感到渴；缺水5%，口干舌燥，皮肤起皱，意识不清，甚至幻视；体内失水10%就威胁健康；如失水20%，就有生命危险。没有食物，人可以活较长时间（有人估计为两个月）；如果连水也没有，顶多能活一周左右。如果是婴幼儿体内水分大量流失或长期摄取不足，就会出现严重的合并症，如脱水、休克、酸中毒等。

理想的饮用水是白开水。在生活中，尽量不要选用矿泉水、纯净水、井水、雨水、果汁、饮料代替白开水。

第二节　学前儿童的合理膳食

合理的营养是保障学前儿童生发长育和身心健康的物质基础。这个年龄阶段的儿童生发育迅速，所需的各种营养相对地比成人要多。因此，托幼机构必须做到每日提供符合营养卫生的膳食，确保其对营养的需要。

一、学前儿童膳食的特点

学龄前儿童的膳食，应该是从婴幼儿膳食组成逐渐过渡到成年人的膳食组成。虽然这个时期的幼儿生长速度比前一阶段要慢一些，但他们仍在继续生长发育，大脑的发育日趋完善，而消化功能还没有完全成熟，加之幼儿随年龄增长，营养素的需求也更多。如果在这时候供给他们生长发育所需的足够营养，帮助其建立良好的饮食习惯，那么便是为他们一生建立健康膳食模式奠定坚实的基础，因此家长和托幼机构绝不能放松对学龄前儿童膳食营养的关注。托幼机构特别是寄宿制园所内的学前儿童处于集体教养的环境之中，膳食质量的优劣直接关系到儿童的生长发育和身心健康。因此托幼机构内儿童的膳食应努力具备科学合理、营养平衡、增进食欲、清洁卫生、有利消化的特点。

1. 科学合理

学前儿童在家庭里的膳食，受家长的饮食习惯、家庭经济条件、家庭教养方式等条件的影响，带有很大的随意性。而托幼机构则有专门人员负责膳食计划的制定、营养素的科学搭配和餐点的配备，避免了家庭膳食中一些不科学的因素。

2. 营养平衡

膳食的营养平衡是指膳食中不仅含有满足人体需要的各种营养素，而且各种营养素的数量和比例相互合适。营养素过多或过少或比例失调，都可能影响学前儿童的身心健康。即按照儿童的营养需要合理地搭配食物，多样、平衡、适度。通俗来讲，就是"杂食"，使各种营养物质齐全、平衡。

目前存在的饮食问题比较严重，许多孩子由于娇生惯养，要么是"素食主义者"；要么只食肉，不吃蔬菜。日常生活中，应该锻炼孩子饮食的广泛性，凡是能吃的，都尽量让孩子吃，要"杂食"。营养平衡的膳食还应做到食物多样化，发挥食物之间营养素的互补作用，其中较为重要的是产热营养素之间的比例要适当，动物蛋白质和豆类蛋白质摄入要均衡。食物多样化还有利于矫治学前儿童在家庭中养成的偏食等不良习惯。

3. 增进食欲

食物对机体引起的兴奋即为食欲。食物进入口腔，接触消化器官，引起消化液的分泌，称为"化学相"分泌；在此无条件反射的基础上，食物的色、香、味、形、温度等刺激可产生条件反射。人们只要看到或嗅到，甚至想到所喜爱的食物，就会分泌大量的消化液，这种食物还未到口就分泌了消化液的现象，称为"反射相"分泌。"化学相"分泌和"反射相"分泌的结合就能引起旺盛的食欲。旺盛的食欲是食物被充分消化的基础。

托幼机构的膳食要能增进和保持幼儿的食欲，应做到以下几点：

（1）食物多样化，讲究色、香、味、形。食物多样化除有利于营养平衡外，还可增进食欲。应从婴儿喂养开始逐渐增加食物的品种，并注意食物的

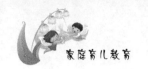
色、香、味、形，培养儿童对多种食物的喜爱和适应能力。

（2）创造良好的进餐环境。餐厅光线充足，空气流通，温度适宜，桌椅餐具干净整洁，都能使学前儿童就餐时保持兴奋而引起食欲。除了要为孩子创造良好的外部进餐环境外，还要为孩子进餐营造良好的心理氛围，让他们保持愉快的情绪。餐前和进餐时不训斥、惩罚儿童，不强迫儿童进食，让儿童在轻松愉快的情绪下用餐。

（3）养成良好的饮食习惯。托幼机构内儿童不吃零食，用餐定时、定量，有利于增进食欲。

4. 有利消化

婴幼儿的消化系统尚未发育完善，托幼机构的膳食要根据这一特点，在烹调制备时既要尽力保持食物中的各种营养素，也要注意食物要煮熟、烧透，避免油腻、辛辣、刺激性食物，有利儿童的消化吸收，做到碎、细、软、烂。

另外，为孩子准备的每顿饭要适量，而且形式、口味也要适度。婴儿在哺乳期也应吃一些辅食。比如，四个月左右可添加一些蔬菜汁，五六个月时可添加一些菜泥，七八个月可吃细碎的蔬菜、肉松等。每阶段的膳食，都应适合他们的消化能力。

5. 清洁卫生

托幼机构的膳食必须保证清洁卫生，新鲜良好。从采购、加工到制成品都必须进行严格的卫生监控，做到万无一失。孩子的免疫能力很弱，所以更应注意避免病从口入。一定要讲究食品卫生，培养孩子良好的卫生习惯，防止食物中毒。一旦中毒，应及时送医院救治。

二、培养学前儿童良好的饮食习惯

饮食习惯是生活习惯的重要组成部分。培养学前儿童良好的饮食习惯，关系着学前儿童的身心健康。要落实以下措施：

（一）按时定位，餐前准备

进食前，告诉幼儿要吃饭了。1～2岁的孩子，要求他们洗好手，戴上围嘴，坐在自己的小椅子上。3岁左右的孩子可以在吃饭前帮忙做一些就餐的准备，如擦桌子、拿筷子，放好自己用的小匙、小盘、小碗。看到固定的餐具，想到马上要吃饭了，会使婴幼儿食欲增加。

（二）细嚼慢咽，专心用餐

进食时细嚼慢咽，专心而不说笑、不看书、不看电视，切忌放任学前儿童端着饭碗到处走，边走边吃，以免发生危险。每顿饭应有大致的时间限制，不要拖得太久，以免饭菜太冷，导致学前儿童胃部不适、消化不良。

（三）饮食定量，控制零食

除了三餐、1~2次点心外，要控制零食，使学前儿童养成吃好三餐的好习惯。另外，教育学前儿童不要贪食，以免消化不良。

（四）饮食多样，不能偏食

偏食是一种不良的饮食习惯，不仅影响学前儿童的健康，而且形成固定的口味以后，长大成人也难再适应多样化的膳食。膳食多样化才能使人体获得全面的营养。应鼓励学前儿童进食各种不同的食物，不挑食、不偏食、不厌食。

（五）讲究卫生和礼貌

讲究卫生，如餐前洗手，餐后漱口，不吃不清洁、不新鲜的食物，不喝生水，不捡掉在桌上或地下的东西吃，使用自己的水杯、餐具等。

自学前儿童上桌开始，就应培养良好的就餐礼貌，如咀嚼、喝汤时不发出大的声响，夹菜不可东挑拣，不糟蹋饭菜等。

第三节 关于食物中毒与食物致敏

饮食是生命的支柱，但在日常饮食过程中，也会出现一些意外的现象，如食物中毒与食物致敏。

食物中毒轻者会导致头昏、呕吐、腹泻，重者会有生命危险，所以，应该引起我们大家足够的重视，并随时提高警惕，避免这些现象的发生。

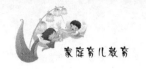

一、食物中毒

（一）食物中毒的分类

误食含毒的食品所引起的以急性过程为主的疾病统称为食物中毒。根据是否是由于病原菌污染而造成的食物中毒，我们把食物中毒分为两大类：一类是细菌性食物中毒，是由病原菌污染食物而造成的中毒；另一类是非细菌性食物中毒，包括化学性食物中毒和植物性食物中毒等。

1. 细菌性食物中毒

（1）由细菌和细菌产生的毒素而导致的食物中毒即称作细菌性食物中毒。我们把导致细菌性食物中毒的细菌及其产生的毒素叫做病原菌。

（2）我们常见的病原菌污染食物的主要途径有：①操作中生食、熟食使用同一切菜板、刀具；②在制作和供应食品时，经手将细菌带到食品上，特别是炊事员患病或为带菌者；③苍蝇、老鼠等小动物将病食原菌带到食品或炊具上；④熟食放在冰箱内，被生肉上的血或污物污染。

（3）有利于细菌生长繁殖的条件：①温度，37℃左右温度下细菌生长繁殖最快，而且低温不能杀死细菌，食物在冷动时细菌保持休眠状态，但在夏季却能迅速繁殖，所以，细菌性食物中毒多发生在夏季；②养料，细菌存在于有养料的环境中，高蛋白和含水分的食物中细菌易滋生，如肉类、奶类、蛋类等，尤其是在酸度、甜度和咸度不大的食物中生长最快；③水分，大多数食物都含有细菌所需要的水分，在干燥食物中，细菌可保持休眠状态，干燥水分恢复后的食物中，细菌又活跃起来；④时间，细菌的生长繁殖需要一定的时间，所以熟食要尽快食用，剩饭剩菜放置过久，易使细菌生长。

（4）细菌性食物中毒的种类：①沙门氏菌食物中毒；②葡萄球菌食物中毒；③嗜盐菌食物中毒；④肉毒杆菌食物中毒；⑤大肠杆菌食物中毒。

据统计，细菌性食物中毒占食物中毒的绝大多数。

2. 有毒动、植物中毒

如广为人知的河豚鱼中毒，除此外，常见的还有毒草、木薯、发芽土豆等中毒。

3. 有毒化学物质中毒

由于食物在生长、制备、储存或烹调过程中，被化学物质如农药、煤油等所污染，引起的中毒就叫做有毒化学物质中毒。

4. 真菌毒素和霉变食物中毒

最常见的是霉甘蔗及霉玉米、霉小麦中毒等。

食物中毒一般潜伏期短、发病急。若为集体爆发，所有病人均有类似的临床表现，发病范围局限于食用该种有毒食品的人群，患者均有在相同时间内食用过同一种食品的经历。细菌性食物中毒有明显的季节性，一般为 6～9 月夏季呈高峰。某些食物中毒在某些地区多发，如新疆地区较多发生肉毒杆菌中毒；野菜中毒和农药中毒多发生于农村和市郊。所以，在日常饮食中，我们要注意加强饮食卫生，尽量减少或避免食物中毒的发生。

（二）常见的食物中毒

1. 葡萄球菌食物中毒

如放久了的蛋糕会生出绿色的小斑点，如果误食了这样的食物，就会形成葡萄球菌食物中毒。这种食物中毒是较为常见的一种细菌性食物中毒。葡萄球菌在空气、灰尘、土壤和水中普遍存在，也常存在于人的鼻咽部以及手上，尤其是在皮肤溃烂感染处大量存在。可以因炊事员面对食物咳嗽、打喷嚏、用菜勺尝味，用手拿熟食而将细菌带到食物上，引起食物中毒。

该病的潜伏期短，发病快。症状主要有恶心、呕吐、腹痛、腹泻，但一般不引起发烧。恢复快，1～2 日可完全治愈。

预防措施：①禁止有化脓性皮肤病或化脓性咽炎的食品行业人员、炊事员上岗；②注意个人卫生；③注意乳制品的制作、保存、出售过程中的卫生；④装乳用具要勤清洗，勤消毒。

2. 沙门氏菌食物中毒

这也是一种常见的细菌性食物中毒。沙门氏菌多存在于动物的肠腔内及蛋壳上。被沙门氏菌污染的食物以及冻肉在烹调前未完全解冻，烹调时间又短，是引起中毒的常见原因。该病潜伏期一般为 6～24 个小时。发病即有高烧、腹

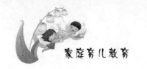

痛、呕吐、腹泻，大便为黄绿色水样，有恶臭，便中有粘液，脓血，儿童因急救治疗不及时可导致死亡。

预防措施：①加强家禽的饲养管理，预防传染病；②严格执行各程序的卫生要求；③对各级、各阶段餐饮人员定期进行带菌检查；④对集体、儿童机构的厨房应严格按照一定的卫生要求进行检查监督，保证食品卫生。

3. 致病大肠杆菌中毒

大肠杆菌是人体寄生菌，一般情况下不致病，可促进胃肠道对食物中各营养素的吸收。但如果大肠杆菌大量繁殖，数量过多，会致病。这种中毒潜伏期短，一般为10～24小时，主要症状为食欲不振、腹泻、呕吐、大便水样。经及时治疗可在一周内恢复健康。

预防措施：①不采购病畜禽的肉及内脏；②炊事员等餐饮人员的个人卫生要注意；③酸牛奶等食用前需严防污染。

4. 肉毒杆菌食物中毒

这种中毒现象很罕见，但一旦中毒，病死率很高。引起中毒的食品多为罐头食品，细菌在没有氧气的条件下生长并产生毒素。由于细菌在分解蛋白质、葡萄糖时产生酸和气，使罐头膨胀，因此我们可以确定，膨胀的罐头已变质，不可食用。该病潜伏期长，有头晕、乏力、视力模糊等症状，严重时可导致死亡。

预防措施主要有：加强食品卫生管理以及杜绝食用鼓起罐头等。

5. 亚硝酸盐食物中毒

人体摄入过量的亚硝酸盐可引起中毒，亚硝酸盐被吸收入血，作用于红细胞，使正常血红蛋白氧化成高铁血红蛋白，失去携带和转运氧的能力，引起组织缺氧，造成高铁血红蛋白血症。食用已腐烂的蔬菜或变质的剩菜，可引起亚硝酸盐中毒。另外，咸菜盐水浓度淡、时间短时也易致中毒。亚硝酸盐食物中毒可引起呼吸困难、血压下降，重者可致死。

预防措施：加强对蔬菜各环节的管理，不吃变质蔬菜，保证蔬菜食品的新鲜，不用苦井水烧菜煮饭，科学腌菜。

6. 毒蕈食物中毒

毒蕈约有百余种，一般色泽鲜艳，美丽好看。毒蕈中毒多发生于高温多雨的夏秋季，多因采摘野生鲜蕈，误食毒蕈中毒。

中毒的症状可分为多方面，包括急性胃肠道症状、精神神经症状、溶血、肝脏损害等，可导致死亡。发现误食毒蕈中毒，应及时洗胃以迅速排出尚未吸收的毒素。

预防措施：加强预防毒蕈中毒的宣传，提高广大群众对毒蕈的识别能力；采蕈、选蕈要在有经验的采蕈者指导下进行。

7. 发芽马铃薯食物中毒

生芽的马铃薯在芽及芽根处含有龙葵素毒素。食用发芽的马铃薯可引起中毒。中毒症状为恶心呕吐、腹痛腹泻，严重者体温升高、昏迷。

凡已生芽过多及皮肉大部分已变紫色的马铃薯，就不能食用。生芽较少，可挖掉芽和芽眼，以及附近的皮肉，于冷水中将削好的马铃薯浸泡 30 分钟，并煮熟煮透。

8. 四季豆食物中毒

四季豆中毒是因食用四季豆引起的食物中毒。四季豆又名菜豆，俗称芸豆，是全国普遍食用的蔬菜。一般四季豆不引起中毒，但食用没有充分加热、彻底熟透的豆角就会中毒。四季豆中毒的病因可能与皂素、植物血球凝集素、胰蛋白酶抑制物有关。主要为胃肠炎症状，有恶心、呕吐、腹泻、腹痛、头痛等，可采用必要的对症治疗，预后良好。

该病主要为胃肠道症状，食后不久即发生头晕、恶心、呕吐、腹痛、腹泻，重者可致脱水、酸中毒。体温一般正常。绝大多数 24 小时内恢复健康。

家庭预防四季豆中毒的方法非常简单，只要把全部四季豆煮熟焖透就可以了。每一锅的量不应超过锅容量的一半，用油炒过后，加适量的水，加上锅盖焖 10 分钟左右，并用铲子不断地翻动四季豆，使它受热均匀。另外，还要注意不买、不吃老四季豆，把四季豆两头和豆荚摘掉，因为这些部位含毒素较多。使四季豆外观失去原有的生绿色，吃起来没有豆腥味，就不会中毒。集体饭堂和餐饮单位禁止购买、烹调、销售四季豆，防止因加工烹调四季豆不当引

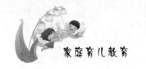

起的集体性食物中毒事件的发生。

9. 黄曲霉素食物中毒

玉米、花生等污染上黄曲霉，加工食用后会引起黄曲霉素食物中毒。黄曲霉素急性中毒，主要造成肝、肾损害，病势凶险，病死率高。慢性中毒与肝癌的发生有关。去毒的简便方法可采用把米反复淘洗或用高压锅蒸主食。

10. 霉变甘蔗食物中毒

霉变甘蔗（节菱孢霉菌）中毒是指食用了霉变的甘蔗引起的急性食物中毒。常发于我国北方地区的初春季节，多因过冬保存不当而发霉。霉变甘蔗质软，瓤部比正常甘蔗色深，呈浅棕红色，闻之有轻度霉变味，食之有霉酸酒糟味。

霉变甘蔗食物中毒，潜伏期一般 15～30 分钟，最长者达 48 小时。最终可导致死亡。预防措施：甘蔗必须成熟后收割，因不成熟的甘蔗容易霉变。甘蔗应随割随卖，不要存放。甘蔗在贮存过程中应防止霉变，存放时间不要过长，并定期对甘蔗进行感官检验。霉变甘蔗外皮失去正常光泽、质软、颜色变质、有异味，应避免食用。

11. 烂白薯中毒

白薯，又称甘红薯、芋头、红苕、紫苕、番薯、甘薯、山芋、地瓜、线苕、红薯、金薯、甜薯、朱薯、枕薯、红苕等，旋花科，一年生植物，不同地区人们对它的称呼也不同。

人生吃或熟吃烂白薯都可引起中毒。该病一般于食后 24 小时内发病，有恶心、呕吐及腹泻等症状，严重的可导致死亡。至于预防，就是不吃烂白薯。若一整块儿中只有小部分，要多去除，再浸水泡洗，煮透弃汤，少食。

12. 曼陀罗及莨菪中毒。

曼陀罗又称洋金花，种类很多，各地称呼也不一致，为一年生的草本，我国各地都有生长，大多是野生。全株有毒，主要成分是莨菪碱、阿托品及东莨菪碱等生物碱。各种之间所含毒性成分及量各不相同，根、茎、叶、花、果实含毒量也不等，以种子含毒量最高。小儿内服 3～8 个种子即可发生曼陀罗中毒。毒性作用是对中枢神经先兴奋、后抑制，阻断乙酰胆碱反应。同科植物莨莙，其叶、根、花、种子均有毒，在新疆、内蒙等地较为普遍。儿童误以其根茎为"野萝卜"，采食中毒。其所含生物碱，主要为莨菪碱，中毒症状与采食曼陀罗者相似。

误食茄科曼陀罗属植物的种子、浆果或幼苗和莨菪的莨菪根而引起的有毒植物食物中毒，可导致死亡，要教育儿童不能采摘误食。

13. 白果中毒

即银杏中毒。白果中毒系食用过量或生食白果所致。中毒多发生于儿童，年龄越小越易中毒。毒性机制不明。食用白果后经 1~12 小时的潜伏期而发病。

有恶心、呕吐、腹痛、腹泻、食欲不振等消化道症状。可出现烦躁不安、恐惧、惊厥、肢体强直、抽搐、四肢无力、瘫痪、呼吸困难等症状。并发症：发生严重中毒现象，甚至死亡；成人如食用过量，亦可引起严重的抽搐等中毒症状，可破坏呼吸系统而导致人死亡。为防止白果中毒，切忌过量食用或生食，婴儿勿食。白果的有毒成分易溶于水，加热后毒性减轻，所以食用前可用清水浸泡 1 小时以上，再加热煮熟，均可大大提高食用白果的安全。如发现中毒症状，要及时到医院就诊。总之，不能生吃银杏，熟食也不宜过量，食用时应去除绿色的胚。

14. 蓖麻子中毒

蓖麻子俗称大麻子，是蓖麻的果实，为油料作物。蓖麻全株有毒，其有毒成分为蓖麻毒素及蓖麻碱。蓖麻毒素 2mg，蓖麻碱 0.16g 可使成人致死。小儿服生蓖麻子 3~5 颗即可致死。蓖麻毒素及蓖麻碱加热后可以破坏而解毒。蓖麻子毒素是一种细胞原浆毒，可损害肝、肾等实质脏器，并有凝集、溶解红细胞的作用，也可麻痹呼吸及血管运动中枢。所以我们要教育儿童，不能采食蓖麻子。

15. 含氰苷果仁中毒

我们吃的桃、杏等水果的核仁中都含有苦杏仁苷和杏仁苷酶，遇水可形成有毒物质，导致中毒，可致死。所以，在吃完这些水果之后，不能误食果仁。

16. 生豆浆中毒

生豆浆含有皂素、抗胰蛋白酶等有害物质，对胃肠道黏膜有刺激性，可引起呕吐、腹泻。

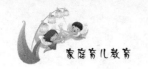
生豆浆有"假沸"现象，当加温至80℃左右时即出现泡沫，此时有害物质尚存。如果此时结束加热，饮用后可能会发生中毒反应。煮豆浆时，容器里的豆浆不可盛得太满。泡沫上溢时，立即改用小火慢煮，待泡沫消失后，豆浆就已烧开。煮开后不要再加入生豆浆。买回的豆浆需经煮开后再给儿童食用。

17. 其他常见的食物中毒

发黄的银耳：银耳变质发黄是受黄杆菌污染所造成的，吃了可引起头晕、肚痛和腹泻等中毒现象。

无根豆芽：在生产过程中，多施用除草剂使生长出来的豆芽没有根。而除草剂中含有致癌、致畸和致突变的有害物质。

青西红柿：未成熟的青西红柿含有毒性物质龙葵素，吃后可出现恶心、呕吐等中毒症状。

鲜黄花菜：鲜黄花菜中含有秋水仙碱毒素，可引起嗓子发干、胃部烧灼感、血尿等中毒症状。

变色的紫菜：变色的紫菜会分泌出环状多肽、岩藻毒素等有毒物质而污染紫菜，使紫菜的色泽褪为蓝紫色，不能食用。

烂白菜：腐烂的大白菜中含有亚硝酸盐，亚硝酸盐与人体血液作用，形成高铁血红蛋白，从而使血液失去携氧功能，使人缺氧中毒，轻者头昏、心悸、呕吐、口唇青紫，重者神志不清、抽搐、呼吸急促，抢救不及时可危及生命。

腐烂的生姜：腐烂后的生姜产生毒性很强的黄樟素。即使量很少，也能引起肝细胞中毒和变性。

二、食物致敏

摄取某种食物后，发生食物变态反应性疾病，称为食物致敏或食物过敏。食物致敏的突出特点就是：摄取同样食物的大多数人并不发病，仅为一定条件下的个别人发病。这是与食物中毒相区别的重要标志。食物中毒是普遍性的，只要是吃过污染了的食物的人都会中毒，而并不一定每个人都对某种食物过敏，而且导致人过敏的食物不是食物本身有污染，而是吃这种食物的人在吸收过程中不适应而导致的问题。

（一）食物中的过敏源

最常见的食物致敏源包括：有甲壳的海产，如虾、淡水螯虾、龙虾、蟹等；花生，它是其中一种会导致过敏性休克的主要食物；树木的果仁，如核桃果仁；鱼、蛋等。

在小孩中，最常见的食物致敏源包括蛋、牛奶、花生等。

对食物敏感的人应避免进食有关的食物，并在进食前先阅读食物包装上的成分标签。

（二）食物过敏的症状

食物致敏所表现出来的症状是五花八门的。有的是呼吸系统的，比如不断地打喷嚏；也有的是消化系统的，恶心、呕吐、腹泻等；也有神经系统的，头痛、注意力不集中等。

食物敏感可引致很多不同的征状，通常首先受影响的部位是肠道，如出现呕吐、肚痛及肚泻等。当身体对食物的免疫反应影响到其他部位时，可能会出现荨麻疹、肿胀、打喷嚏及流鼻水、哮喘或呼吸困难。

最严重的食物过敏反应是影响全身及可致命的过敏性休克，患者可能在进食后数分钟内出现休克，其特征是呼吸困难（因喉咙或气管水肿所致）。其他过敏的症状包括严重的哮喘、出现荨麻疹、血压急跌、失去知觉等，如不即时合适地处理，可能会有性命的危险。

另一种由食物引起的过敏反应是湿疹，症状包括皮肤变硬、发红、干裂及痕痒。在小孩中，湿疹经常因食物而起，或是原有的湿疹因对食物敏感而恶化。在成年人中，少于1/20有湿疹的人，有相关的食物敏感。

（三）常见的食物过敏

1. 牛奶过敏

牛奶过敏是在儿童中最常见的一种现象。有的孩子见了牛奶就恶心，喝后会引起呕吐、腹泻、生长发育迟缓、吸收不良等症状，不见到、不喝到牛奶就没事儿。如果是这样的话，无论是婴幼儿还是成人，都应改变食品，避免再次过敏。

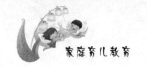
2. 植物日光性皮炎

即紫外线过敏性皮炎。它是在摄取或接触某些植物后（槐花等），暴露的皮肤经日光照射后可以产生的皮炎。

预防这种过敏的措施主要就是不宜一次食用大量野菜，并且食用前要适当加工，勤洗并加热熟透。

3. 菠萝过敏症

如果是爱过敏的人，会出荨麻疹，甚至腹痛、上吐下泻，严重的可造成昏迷。所以，菠萝虽然可口，却不宜多食。吃的时候要经盐水浸泡或煮熟。

4. 花生过敏

花生是最常导致食物敏感及过敏性休克的食物，对花生的过敏反应通常是急性及严重的。每粒花生所含的蛋白质平均约 161 毫克，但只需约 50 毫克便足以令过敏的人产生反应；而非常敏感的人，甚至只要嗅到花生的味道，也会产生过敏反应。

市面上很多经加工的食物均含有花生的成分，包括花生酱、很多零食和糖果、炸制食品、餐桌果仁、早餐谷类食品、烘干的生果及果仁、辣椒及薏粉汁、肉汁、煮食油、酥皮点心、雪糕、甜品及装饰的配菜等。因此，患者可能在第一次吃到真正的花生时，便已产生敏感的反应。此外，花生的致敏源可传至母乳，如母亲在怀孕时进食花生，亦可能会导致初生婴儿对花生过敏。

由于对花生过敏是永久性的，过敏的人应避免所有含花生成分的食物。

5. 蟾蜍致敏

有的地方有食用蟾蜍肉的习惯，或用蟾蜍肉作为药引。蟾蜍的耳下腺及皮肤腺内的白色浆液是一种有强心作用的固醇混合物。有时，其肌肉及肢爪中也会残存这种物质，人们食用后一小时内便会发生腹部胀闷不适，腹痛、腹泻和心悸、心律不齐等过敏性中毒，严重者还会导致剥脱性皮炎或呼吸衰竭。因此，蟾蜍肉一般不提倡食用，也不应擅自用于治病。如有蟾蜍所致的心律失常，可用肌肉注射阿托品的方法治疗，每次 0.5～1 毫克，每日 4～8 次，直至心律恢复正常为止。

6. 组胺食物致敏

有些不大新鲜的鱼，主要是青皮红肉的海鱼，如青鲐鱼、金枪鱼等、虾、螃蟹、黄鳝等食物，人们食后常会出现类似酒醉或胃肠炎的过敏症状。当这些食品受到某种细菌污染时，会产生组胺，从而造成机体的过敏反应，出现皮肤潮红、头昏、头痛、风疹块以及恶心、呕吐、腹痛、腹泻等一系列症状。当组胺在血液中浓度过高时，还会引起虚脱。预防这种过敏的最好办法是不吃不新鲜的上述水产品。采买青皮红肉的海鱼时，若发现鱼眼已呈红色则不宜食用。在烧煮鱼、虾、螃蟹、黄鳝时，以红烧和清蒸为宜，加热时间应长或加入适量的醋、山楂、雪里红菜等，均可减少其组胺的含量。另外采用双蒸法，即先加盐、醋和水蒸 30 分钟，然后去汤再加佐料烹调，可去除大部分组胺。

7. 花粉食品致敏

含有多种氨基酸的天然滋养品——花粉食品，若未经严格挑选，常可混入能使人发生过敏的花粉。人们吃了这样的花粉食品，就会出现一系列变态反应，最常见的为发热、水肿和支气管哮喘等。有过敏体质的人不宜吃花粉食品。

8. 鱼肝或鱼卵致敏

我国北方沿海的鳕鱼和东、南海区的鲨鱼肝是许多人爱吃的佳肴。有人吃了上述鱼肝后便会发生眼结膜充血、腹痛、呕吐、发热、畏寒等过敏症状。2~3 天后口唇周围还会出现鳞状脱皮，严重者出现面部及全身脱皮、头发脱落等。究其原因，主要是这些鱼的肝脏中含有鱼油毒、痉挛毒或麻痹毒等，能够使人发生过敏性中毒。另外，有的人吃了生活在东北河中的狗鱼、青海湖中的湟鱼以及东南各省溪潭中的斑节光唇鱼的鱼卵（子）也会出现过敏，常见的症状主要为头痛、呕吐、腹痛、腹泻等。这类鱼肝或鱼卵中的毒素单靠烹调的方法是不易去除的，因此最好不要食用这类鱼肝或鱼卵，特别是有过敏史的人更不要食用。

参考文献

［1］ 陈帼眉，等. 学前儿童发展心理学［M］. 北京：北京师范大学出版社，1995.

［2］ 陈水平，郑洁. 学前儿童发展心理学［M］. 北京：北京师范大学出版社，2013.

［3］ 段国鸣. 学前卫生学（最新版）——全国高等教育自学考试标准预测试卷：学前教育
类［Z］. 北京：学苑出版社，2004.

［4］ 顾荣芳. 学前儿童卫生学［M］. 南京：江苏教育出版社，2009.

［5］ 郭力平. 学前儿童心理发展研究方法［M］. 上海：上海教育出版社，2002.

［6］ 国试书业策划组. 国试书业·学前卫生学试卷［Z］. 上海：华中师范大学出版
社，2010.

［7］ 姬建锋，贾玉霞. 学前心理学［M］. 西安：陕西师范大学出版社，2012.

［8］ 姜广勇. 学前儿童发展心理学［M］. 哈尔滨：哈尔滨工程大学出版社，2012.

［9］ 金洪大，全英善. 妈妈是最好的美术老师［M］. 李秋月，译. 长春：吉林摄影出版
社，2012.

［10］ 李甦. 学前儿童心理学［M］. 北京：高等教育出版社，2013.

［11］ 李燕，赵燕. 学前儿童发展心理学［M］. 上海：华东师范大学出版社，2008.

［12］ 凌强. 食品营养与卫生安全导论［M］. 北京：中国旅游出版社，2011.

［13］ 刘金成，吕趁华. 儿童学画基本技巧［M］. 北京：中国人民解主军总后勤部金盾出
版社，2012. ［14］刘慕霞，刘吉祥. 学前儿童发展心理学［M］. 长沙：湖南大学
出版社，2013.

［15］ 刘如平. 学前教育心理学［M］. 西安：陕西师范大学出版社，2012.

［16］ 刘新学，唐雪梅. 学前心理学［M］. 北京：北京师范大学出版社，2011.

［17］ 刘馨. 学前儿童体育［M］. 北京：北京大学出版社，1997.

［18］ 鲁峰，褚福斌，黄显军. 学前教育心理学［M］. 合肥：安徽大学出版社，2013.

［19］ 罗家英. 学前儿童发展心理学［M］. 第2版. 北京：科学出版社，2011.

［20］ 麦少美，高秀欣. 学前卫生学［M］. 第2版. 上海：复旦大学出版社，2012.

［21］麦少美，高秀欣. 学前卫生学［M］. 上海：复旦大学出版社，2009.

［22］麦少美. 学前卫生学［M］. 上海：复旦大学出版社，2007.

［23］么娜. 对儿童美术教育的认识［J］. 文教资料，2006，3.

［24］么娜. 可以一起玩的幼儿游戏［M］. 北京：光明日报出版社，2013.

［25］么娜. 民办幼儿园教师专业发展现状［J］. 飞天，2012，6.

［26］么娜. 浅谈明代前后童谣取材上的演变［J］. 大家，2011，12.

［27］么娜. 浅谈幼儿园美术游戏的组织方法［J］. 学园，2012，6.

［28］么娜. 浅谈幼儿园亲子活动的组织策略. 教育导刊，2011，4.

［29］么娜. 唐山市民办幼儿园教师职业压力研究［J］. 成功，2013，11.

［30］么娜. 幼儿园管理实务［M］. 大连：大连理工大学出版社，2012.

［31］么娜. 幼儿园科学活动环境创设的现状分析［J］. 大家，2012，3.

［32］么娜. 幼儿园游戏设计［M］. 大连：大连理工大学出版社，2012.

［33］么娜. 幼儿园主题墙应用现状研究［J］. 文教资料，2013，7.

［34］欧新明. 学前儿童健康教育［M］. 北京：教育科学出版社，2003.

［35］全国幼师工作协会. 幼儿健康教育指导［M］. 北京：北京大学出版社，2002.

［36］人民教育出版社幼儿教育室. 幼儿卫生学［M］. 北京：人民教育社出版，1988.

［37］孙铭明. 学前卫生学——全国高等教育自学考试同步辅导·同步训练（最新版）［Z］. 中国时代经济出版社，2004.

［38］万钫. 学前儿童卫生学［M］. 北京：北京师范大学出版社，2012.

［39］王来圣. 学前卫生学［M］. 北京：科学出版社，2007.

［40］王来圣. 学前卫生学［M］. 第2版. 北京：科学出版社，2011.

［41］王莉，瞿秀华. 学前卫生学［M］. 大连：大连理工大学出版社，2012.

［42］王练. 学前卫生学［M］. 北京：高等教育出版社，2011.

［43］王雁. 幼儿卫生与保健［M］. 北京：中国社会出版社，1999.

［44］王振宇. 学前儿童心理学［M］. 北京：中央广播电视大学出版社，2007.

［45］韦小明，王丽莉. 学前儿童卫生学［M］. 南京：南京大学出版社，2013.

［46］吴荔红. 学前儿童发展心理学［M］. 福州：福建人民出版社，2014.

［47］叶平枝. 学前卫生学［M］. 郑州：郑州大学出版社，2013.

［48］张棉. 高等教育自学考试指定教材同步配套题解（最新版）教育类：学前卫生学［M］. 北京：光明日报出版社，2004.

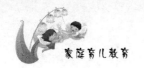

［49］张永红. 学前儿童发展心理学［M］. 北京：高等教育出版社，2011.

［50］周念丽，张春霞. 学前儿童发展心理学［M］. 上海：华东师范大学出版社，1999.

［51］朱家雄，等. 学前儿童卫生学［M］. 上海：华东师范大学出版社，2006.

［52］朱家雄. 学前儿童心理卫生与辅导［M］. 长春：东北师范大学出版社，2002.

［53］朱劲华，高璀乡. 医学遗传与优生学基础［M］. 北京：化学工业出版社，2011.